Bettina-Nicola Lindner • Xylit

⊕ VAK vital

Bettina-Nicola Lindner

Xylit

Der ideale Zucker – gesund für Zähne,
Stoffwechsel und Immunabwehr

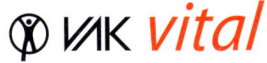

VAK Verlags GmbH
Kirchzarten bei Freiburg

Vorbemerkung des Verlags

Dieses Buch dient der Information über Möglichkeiten der Gesundheitsvorsorge und Selbsthilfe. Wer sie anwendet, tut dies in eigener Verantwortung. Autorin und Verlag beabsichtigen nicht, Diagnosen zu stellen und Therapieempfehlungen zu geben. Die Informationen in diesem Buch sind nicht als Ersatz für professionelle medizinische Behandlung bei gesundheitlichen Beschwerden zu verstehen.

Bibliografische Information der Deutschen Bibliothek

Die Deutsche Bibliothek verzeichnet diese Publikation
in der Deutschen Nationalbibliografie; detaillierte bibliografische Daten
sind im Internet über http://ddb.d-nb.de abrufbar.

VAK Verlags GmbH
Eschbachstraße 5
79199 Kirchzarten
Deutschland
www.vakverlag.de

© VAK Verlags GmbH, Kirchzarten bei Freiburg 2013
Lektorat: Nadine Britsch
Abbildungen: S. 28 © Pixelwolf2, S. 34 © Creatix, S. 42 © 7monarda,
S. 45 © mapoli-photo, S. 68 © Stocksnapper, S. 71 © Dron: alle www.fotolia.com;
S. 7 © Bettina-N. Lindner; S. 10 © Thorbjörn Egner;
S. 8, 16, 20, 21, 26, 29, 36, 50, 51, 54, 76, 79, 84, 86, 88, 90, 91 © Microsoft ClipArt
Umschlagdesign: Hugo Waschkowski, Freiburg
Umschlagfoto: Hugo Waschkowski, Freiburg
Reihenlayout: Karl-Heinz Mundinger, VAK
Satz: Goar Engeländer, www.dametec.de
Druck: MediaPrint GmbH, Paderborn
Printed in Germany
ISBN 978-3-86731-124-3 (Printausgabe)
ISBN 978-3-95484-035-9 (ePub)
ISBN 978-3-95484-036-6 (Kindle)
ISBN 978-3-95484-037-3 (PDF)

Inhalt

Der bessere Arzt hilft vor dem Aufkeimen der Krankheit. Der schlechtere beginnt erst dann zu heilen, wenn sich die Krankheit bereits entwickelt hat. Und weil er so spät zu Hilfe kommt, nennt man ihn unwissend.

Aus dem chinesischen Medizinklassiker *Su-wen*

Vorwort

Zugegeben, am Anfang war ich ein bisschen skeptisch. Aber man sollte es einfach einmal ausprobieren, der Versuch ist weder gefährlich noch teuer – und schon gar nicht ungenießbar.

Als ich vor einigen Wochen das erste Mal einen halben Teelöffel Birkenzucker in den Mund schob, war es schon seltsam. Immerhin ist Zucker seit Langem als „weißes Gift", Dickmacher, Stoffwechselbremser, Karies- und Candidafreund sowie Diabetikerfeind verschrien. Das sitzt tief, zumal dieses Xylit-Pulver dem „bösen" Rübenzucker auch äußerlich wie ein Ei dem anderen ähnelt. Dabei ist Xylit ein natürlicher Zuckeralkohol und wird aus verschiedenen Pflanzen oder Baumrinden hergestellt. Er schmeckt zwar wie Haushaltszucker und sieht auch aus wie dieser, wirkt aber völlig anders – nämlich gesund!

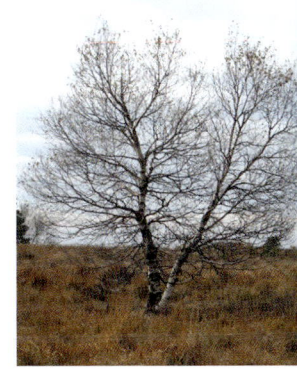

Von meinem Speiseplan war normaler Zucker schon lange gestrichen – und jetzt das! Der Birkenzucker im Mund fühlte sich sündhaft lecker an, gleichzeitig war das raue Pulver höchst erfrischend, für meinen Geschmack sogar leicht zitronig. Der Birkenzucker verflüssigte sich schnell und ich konnte ihn ganz leicht zwischen Zähnen und Zahnfleisch im Mundraum hin und her spülen. Es ist so ähnlich wie das Ölziehen mit Sonnenblumenöl, nur dass es schneller geht und auch keine Überwindung kostet, weil es einfach ein süßer Gaumenkitzel ist.

Fast wie im Schlaraffenland

Wenn man die mit Xylit angefüllte Speichelflüssigkeit nach zwei bis drei Minuten (man kann auch gerne länger spülen), wieder ausspuckt, bleibt der süße Geschmack im Mund noch eine Weile erhalten. Auf Ausspülen und Nachtrinken sollte man für mindestens 30 Minuten verzichten, da der Birkenzucker ja noch weiter wirken soll. Tatsächlich beweist der Test per Zunge: Meine Zähne sind nach nur einer Anwendung spürbar glatter geworden! Und heute, Wochen später, fühlt sich der gesamte Mundraum stabiler, gesünder und einfach richtig sauber an. Ich bin begeistert! Den Zahnreinigungstermin bei meinem Zahnarzt hab ich abgesagt. Das gesparte Geld lege ich besser in Xylit an!

Es ist fast wie im Schlaraffenland: Kaugummis, die gut für die Zähne sind, und Zucker, der Kariesbakterien in die Flucht

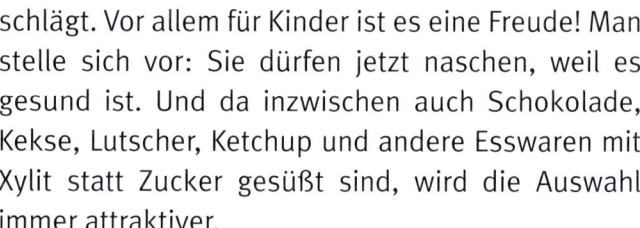

schlägt. Vor allem für Kinder ist es eine Freude! Man stelle sich vor: Sie dürfen jetzt naschen, weil es gesund ist. Und da inzwischen auch Schokolade, Kekse, Lutscher, Ketchup und andere Esswaren mit Xylit statt Zucker gesüßt sind, wird die Auswahl immer attraktiver.

Verstehen Sie mich bitte nicht falsch: Die regelmäßige Kontrolle beim Zahnarzt entfällt deswegen nicht. Schließlich kann Xylit zwar Karies, Zahnbelag und Parodontitis in gewisse Grenzen weisen – alle Zahnprobleme kann er trotzdem nicht lösen (z.B. bei Zahnwurzelproblemen). Außerdem gab es ja auch ein Leben „vor" Xylit – und die Folgen lassen sich mit Xylit alleine schwerlich auslöffeln. Wer seine Zähne überdies nicht gut pflegt, dem drohen unter Umständen trotzdem unerwartete Zahnarzttermine.

Aber ich merke, dass ich schon anfange weiter zu träumen: Vielleicht kann mir der regelmäßige Xylit-Verzehr so manch schmerzhafte Sitzung beim Zahnarzt, vielleicht sogar manch drohenden Zahnersatz in der Zukunft ersparen? Vielleicht kann der Zuckerersatz mich indirekt auch vor Schlimmeren wie Herzinfarkt oder Schlaganfall bewahren? All das wird sich zeigen. Für mich steht fest: Meinen morgendlichen Kaffee trinke ich nur noch mit Birkenzucker gesüßt. Ich verwende allerdings nicht zu viel Xylit, da er in größeren Mengen abführend wirkt. Das soll sich laut Forschungen aber mit der Zeit einspielen.

Ohne Zweifel haben wir es hier mit einer Art „Zauber-Zucker" zu tun. Es gibt wohl keinen anderen Stoff, der so einfach so viel Geld im Gesundheitswesen einsparen helfen könnte. In Finnland und einigen asiatischen Ländern gehört Xylit schon heute fest zum allgemeinen Prophylaxe-Programm. Wollen wir hoffen, dass es auch bei uns bald so weit sein wird.

Dieses Buch möchte Ihnen ein Wegweiser sein, mit Birkenzucker zu mehr Gesundheit und (vielleicht auch) zu mehr Lebensqualität zu gelangen. Ich wünsche Ihnen viel Freude beim Lesen – und viel Erfolg mit dem Multitalent Xylit.

Bettina-Nicola Lindner

„Zauber-Zucker"
für eine gesunde Zukunft

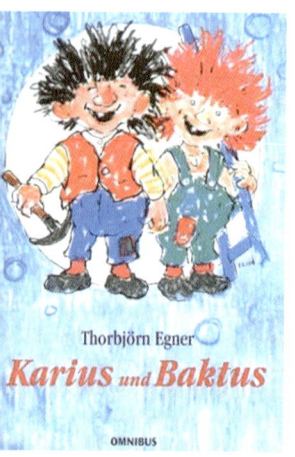

Endlich: Die Tage von Karius und Baktus sind gezählt! Gegen Xylit haben die witzigen Zahntrolle aus dem berühmten Kinderbuch* über Zahnpflege keine Chance mehr! Dass Kariesprophylaxe richtig süß sein kann – wer hätte das gedacht.

Im Gegensatz zu Zucker, der die „Löcher in den Zähnen" verursacht, kann Xylit Karies wirksam reduzieren – indem er den verursachenden Bakterien schlicht die benötigte Nahrung verweigert. Neben dem antikariogenen Effekt kann Xylit (z.B. in Kaugummis) auch die Plaquebildung und die Produktion von zahnschädigenden Säuren vermindern und auch Parodontitis vorbeugen. Er ist aber nicht nur eine Wohltat

----

* *Karius und Baktus* ist ein norwegischer Puppenfilm aus dem Jahr 1954, der Kinder zum Zähneputzen animieren soll. Er basiert auf dem 1949 in Norwegen erschienenen gleichnamigen Kinderbuch von Thorbjorn Egner. Regie führte Ivo Caprino. Die Stimme von Baktus wurde in der deutschen Fassung von Hans Clarin synchronisiert. Das Buch erlebte zahlreiche Auflagen. Die Zahnteufelchen Karius und Baktus wurden bei Kindern zum Symbol für Löcher (Karies) in den Zähnen. Lange Zeit war das Kinderbuch das Einzige in Deutschland zum Thema Zahnpflege. Erst ab etwa 1995 gab es auf dem deutschen Kinderbuchmarkt förmlich eine Schwemme zum Thema Zahnpflege. Es wurde zwar versucht, die beiden Bakterien unsympathisch darzustellen, doch soll es auch schon vorgekommen sein, dass Kinder Mitleid mit den beiden bekamen und sich deswegen weniger gern die Zähne geputzt haben sollen. (Quelle: *wikipedia*)

für die Zähne, sondern auch für unseren Stoffwechsel, unsere Knochen und unser Immunsystem.

Dieser gesunde Zucker kommt genau zur rechten Zeit: Denn Karies ist nach Angaben des Robert-Koch-Instituts heute noch vor den Herz-Kreislauf-Erkrankungen die häufigste Volkskrankheit in Deutschland! Neun von zehn Menschen sind hierzulande von Karies betroffen, wobei die Zahnfäule häufig gar nicht mehr als Krankheit, sondern eher als Normalität angesehen wird.

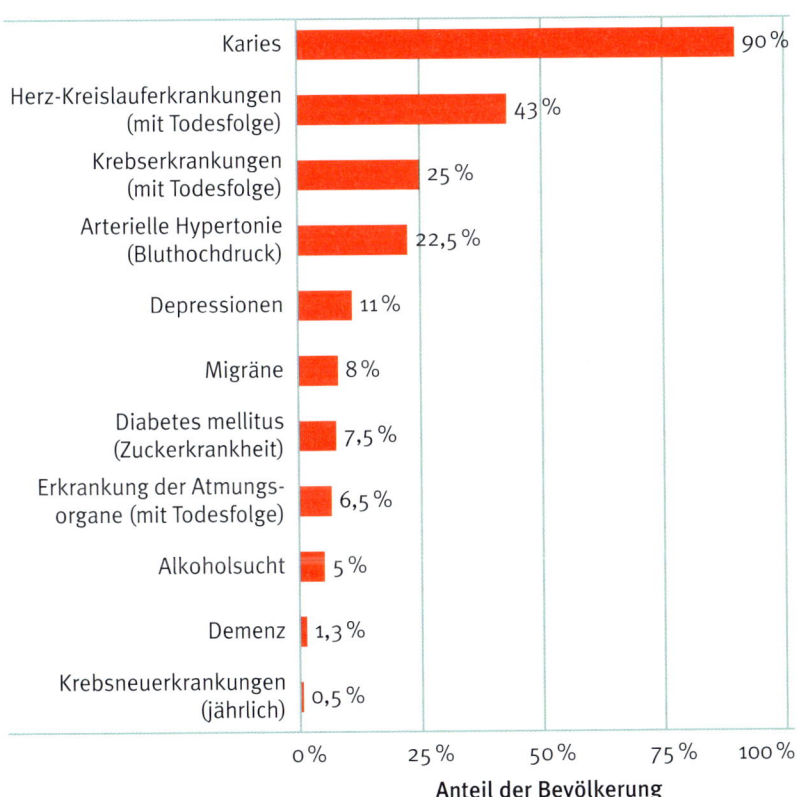

Anteil der Menschen in Deutschland, die an den aufgeführten Volkskrankheiten leiden (Quelle: *Robert-Koch-Institut*, © Statista 2010)

Denn es scheint, dass es für viele im Alltag schon fast dazugehört: Karies hat man halt ... Als ernsthafte Krankheit, die sie in der Tat ist, ist sie vielen Menschen noch nicht ins Bewusstsein getreten. In der heutigen Zeit gewöhnt man sich scheinbar an vieles. Die Reaktion auf gesundheitliche Risiken scheint oftmals von der mächtigen Informationsflut selbst wieder verschlungen zu werden.

Millionenfacher Zahnverlust pro Jahr

Nach Angaben der Kassenärztlichen Bundesvereinigung der deutschen Zahnärzte stand es zwar vor 30 Jahren noch schlechter um die Gesundheit der Zähne als heute – möglicherweise hat die verbesserte Aufklärung über eine gründliche Zahnpflege hier Gutes bewirkt –, doch für eine Entwarnung sehen die Zahnmediziner trotzdem keinerlei Anlass. Denn jedes Jahr werden in Deutschland immer noch rund 10 Millionen Zähne aufgrund von Karies und Parodontitis (bakterielle Entzündung des Zahnhalteapparates) gezogen!

Apropos Parodontitis: 70 Prozent aller Deutschen sind von Mundgesundheitsproblemen in Zusammenhang mit Parodontitis betroffen – ohne dies zu ahnen. Das berichtet die IDI-PARO (die Interdisziplinäre Diagnostik-Initiative für Parodontitisfrüherkennung Stiftungs-GmbH) auf ihrer Website *www.parodontitisfreies-deutschland.de*. Viele finden den Weg in die Zahnarztpraxis nicht, weil sie den schwerwiegenden Zusammenhang von Parodontitis zu vielen Allgemeinerkrankungen nicht kennen, heißt es hier. Und dass eine mittelschwere Parodontitis das Schlaganfallrisiko einer Person um das 7-fache erhöhen kann: Rund 200 000 Deutsche erleiden jährlich einen Schlaganfall. Wissenschaftliche Studien bestätigen die Wechselwirkungen zwischen Parodontitis und Herz-Kreislauf-Erkrankungen. So kann Parodontitis auch das Herzinfarktrisiko um das Zwei- bis Dreifache erhöhen. Und es geht noch weiter: Parodontitis kann auch zu einer Erhöhung der Todesrate bei Diabetikern führen. Es gibt zahlreiche Hinweise darauf, dass die Parodontitis nicht nur eine Komplikation des Diabetes mellitus darstellt, sondern auch die Ausprägung von Diabetes verstärkt und dessen Kontrolle erschwert.

Und es gibt noch mehr klinische Querbeziehungen: So leiden Parodontitispatienten beispielsweise sechsmal häufiger unter rheumatoider Arthritis als parodontal Gesunde. Und eine Parodontitis vervielfacht das Risiko für Frühgeburten tatsächlich um den Faktor 7,5.

Es gibt also viele Gründe, die dafür sprechen, dass wir neben einer gründlichen Zahnpflege Xylit in unser tägliches Leben integrieren sollten. Birkenzucker kann mithelfen, uns von gesundheitsgefährdenden Bakterien zu befreien, die nicht nur im Mundraum Krankheiten verursachen können. Auf den kommenden Seiten können Sie sich weiter über diese gesunde Zuckeralternative informieren. Die Forschungen zu Xylit laufen schon viele Jahre. Manche davon sind aber heute noch im Fluss. Am besten, Sie machen sich selbst ein Bild davon.

Bedenken Sie: Unsere Lebenszeit ist zu 50 Prozent genetisch vorprogrammiert. Die anderen 50 Prozent aber hängen davon ab, wie wir durchs Leben gehen. Dass eine gesunde Ernährung und regelmäßige Bewegung grundlegende Voraussetzungen für einen vitalen Körper sind, das wissen Sie bereits.

Und nun gibt es auch Xylit, der vielleicht so manche Probleme unserer oft denaturierten Welt wieder ins Lot rücken kann, wenn wir wollen. Die beste Möglichkeit, Karies vorzubeugen, ist die regelmäßige Zahnpflege, die Einschränkung des Zuckerkonsums und die tägliche Anwendung von Xylit als Pulver, Kaugummi und als Süßmittel in vielen Speisen.

Die Geschichte des Birkenzuckers

Xylit ist seit dem Jahr 1890 bekannt. Damals sonderten der deutsche Chemieprofessor Emil Fischer und sein Student Rudolf Stahel aus Buchenspänen eine neue Verbindung aus, die „Xylit" genannt wurde. 1902 erhielt Dr. Fischer den Nobelpreis für Chemie in Anerkennung seiner vielseitigen Verdienste in der Chemieforschung. Zur gleichen Zeit gelang es auch dem französischen Chemiker M.G. Bertrand, eine Art Xylitsirup aus Weizen- und Haferhalmen zu isolieren. Deshalb geht die Entdeckung des Xylits auch auf zwei Forschergruppen zurück.

Der Name Xylit kommt vom griechischen Wort *Xylon*, zu Deutsch „Xylem". Xylem ist der Wasser leitende Gefäßteil der höheren Pflanzen. Die Endung -ol im englischen Wort Xylitol, das auch im Deutschen verwendet werden kann, weist auf die chemische Natur des Xylitmeloküls hin. In der chemischen Fachsprache gehört Xylit zu den sogenannten Zuckeralkoholen. Das hat natürlich nichts mit gewöhnlichem Alkohol, dem Ethanol, zu tun, der berauschend wirkt und in Wein, Schnaps und Bier zu finden ist. Es ist die rein chemische Klassifizierung einer bestimmten Struktur.

50 Jahre vergingen, in denen das Thema Xylit forschungsmäßig in eine Art Dornröschenschlaf versank. Erst in den 1950er-Jahren kehrte Xylit wieder ins Bewusstsein der Menschen zurück. Damals erkannte der US-Forscher Dr. Oscar Touster aus Nashville, Tennessee, dass Xylit im Zwischenstoffwechsel des Menschen entsteht. Diese Entdeckung führte zu einer Wiederaufnahme der Untersuchungen, die neue biochemische Informationen über Xylit ergaben.

In Finnland erinnerte man sich während des 2. Weltkriegs wieder an das süße Xylitol. Wie im übrigen Europa war der Zucker knapp geworden. Nach dem Krieg arbeiteten Wissenschaftler der damaligen Finnish Sugar Company an der Isolierung von Xylit aus Xylose (Holzzucker) und entwickelten dann in den 60er-Jahren einen wirtschaftlich rentablen Herstellungsprozess für Xylit. Vor dieser Entwicklungsarbeit war Xylit nur eine sehr teure Forschungschemikalie in Labors gewesen. Bei dem ursprünglichen Herstellungsverfahren wurde die finnische Birke als Rohmaterial verwendet – daher wurde es in Finnland auch „Birkenzucker" genannt.

Später begann man, Xylit aus verschiedenen Pflanzen herzustellen. Obwohl Xylit auch frei in der Natur vorkommt, ist es wirtschaftlich effektiver, Xylit durch einige wenige, einfache chemische Prozessabläufe aus diversen xylanreichen Pflanzenteilen herzustellen. Diese Verfahren ergeben dann genau die gleiche Struktur von Xylitmolekülen, wie sie in unserem Körper und auch sonst in der Natur vorkommen. Deshalb kann Xylit als eine natürliche kohlenhydratartige Substanz bezeichnet werden.

Hilfsstoff gegen viele Krankheiten

1965 begannen die Forscher am Zahnmedizinischen Institut Turku (Finnland), die Möglichkeit des Einsatzes von Xylit als Zuckeraustauschstoff zu untersuchen – das war der Anfang einer intensiven Forschungsarbeit an der Universität Turku, die bis heute noch in vollem Gang ist –, und Xylit international bekannt machte. Die sogenannten „Turku-Zuckerstudien" belegten, dass Xylit als nichtkariogene (löst keinen Karies aus) und vielleicht sogar als antikariogene (kann gegen Karies wirken) Substanz betrachtet werden kann. Diese Studien wiederum führten zu weiteren Forschungsgruppen in aller Welt, die nicht nur Xylit als Hilfsstoff für eine bessere Zahn- und Mundgesundheit sehen, sondern auch als Unterstützung im Kampf gegen

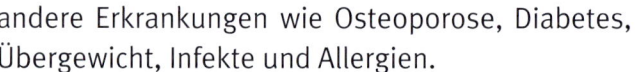

andere Erkrankungen wie Osteoporose, Diabetes, Übergewicht, Infekte und Allergien.

Eng damit verbunden sind die Wissenschaftler Professor Arje Scheinin, die Leiterin der Studien an der Universität Turku, sowie der finnische Professor Kauko Mäkinen, der als international anerkannter Xylit-Experte gilt. Die biochemischen Untersuchungen führte Dr. Eva Söderling durch. Nach den weltweit bekannt gewordenen Turku-Studien ist bis heute international eine Vielzahl weiterer Untersuchungsreihen hinzugekommen, die die ersten erfolgreichen Ergebnisse bestätigten und weiterführten. Mehr als 40 Jahre Forschung und Anwendung in der Praxis sind ein sehr solides Fundament. Es lohnt sich also, Xylit besser kennenzulernen.

Wie viel Birke steckt im Birkenzucker?

Toll! Birkenzucker! Das habe ich mir gedacht, als ich das erste Mal von Xylit hörte. Ein Stoff von der Birke soll so gesund sein für diverse gesundheitliche Probleme. Ich, als Heilpflanzen-Fan, hatte gleich das Bild von riesigen Birkenwäldern vor mir, die in Finnland in kraftvoller Natur herumstehen, um uns endlich von dem Trauma zu erlösen, dass Süßes ungesund sein muss ... Bis ich dann einsehen musste, dass der Birkenzucker oft ein Maiszucker ist, weil er häufig aus Maisstrünken und nur noch selten aus Birken hergestellt wird. Und wenn doch, dann durchlebt er solch aufwendige chemische Prozesse, dass von der ursprünglichen Birke – dem Baum des Lichts, des Neuanfangs und der Schönheit – nur noch die Ausgangsspuren erhalten sind. Schade.

Mittlerweile bin ich damit versöhnt. Ich habe erfahren, dass Xylit immer gleich wirkt – egal, aus welcher natürlichen Quelle der Stoff hergestellt wird (weitere Informationen hierzu unter www.xucker.de). Ich kaufe mir aber trotzdem nur den (etwas teureren) Birkenzucker aus Finnland, der zumindest nur aus Laubhölzern hergestellt ist (Birken, Buchen und andere Bäume). Und außerdem hat mich die Wirkung des Pulvers ja sowieso schon überzeugt.

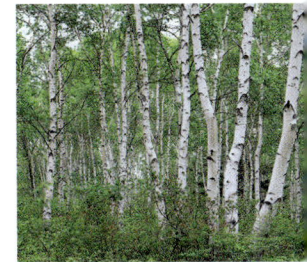

Xylit bzw. Xylitol wurde anfangs also in größerem Umfang aus finnischen Birken hergestellt und bekam daher den Namen Birkenzucker. Heute aber wird für einen Teil des angebotenen Birkenzuckers eine Mischung verschiedener Laubhölzer mit nur geringen Birkenanteilen und großen Buchenmengen verwendet. Erhebliche Mengen von Xylit werden aber – wohl aus Kostengründen – heutzutage weltweit auf der Basis von Maisspindeln (Kolben ohne Körner) produziert, vor allem in China. Xylit befindet sich in natürlicher Form in vielen Früchten, Beeren, Bäumen, Gemüse und Getreide. Insgesamt ist die Xylit-Herstellung ein technologisch aufwendiger Prozess, der sich für den Käufer mit einem bisher wesentlich höheren Preis im Vergleich zu Haushaltszucker bemerkbar macht. Möglich ändert sich das aber bald – mit vielleicht steigenden Auftragszahlen in der kommenden Zeit.

Die luftgepolsterte, Wasser abweisende Birkenrinde ist ein guter Kälteschutz und im Norden gebräuchlich zur Dachisolierung. Aus der Rinde, weich wie Leder, fertigen die Lappländer Umhänge, Matten oder Taschen an, die Indianer in Nordamerika ihre ultraleichten Kanus. Die zarte weiße Innenrinde dient im Norden als „Baumpapier", den Trappern und Indianern dagegen in Notzeiten als Vitamin-C-reiche Nahrung, auch „Trapperspaghetti" genannt. Das Harz der Birke enthält antibiotische und teilweise berauschende Substanzen. Der älteste Kaugummi der Weltgeschichte besteht aus Birkenharz. In Schweden wurde ein 9000 Jahre altes Harzstück gefunden mit dem Zahnabdruck eines Steinzeitmenschen. (Quelle: *Ursel Bühring, Freiburger Heilpflanzenschule*)

Neue Forschungen zur Birke ergaben interessante Aspekte: Amerikanische Forscher des nationalen Krebsforschungsinstituts in Bethesda entdeckten, dass die Betulinsäure, eine Substanz aus der Birkenrinde, Krebszellen zerstören soll, und zwar speziell die des gefährlichen Melanoms. Das wird derzeit weiter untersucht. Bei den Kelten war bereits 1000 v. Chr. der 1. Mai ein religiöses Fest (der Maibaum ist eine Birke). Die Zweige galten als „Lebensrute", deren Schlag Menschen und Tieren Fruchtbarkeit verleihen sollte.

Birkenblätter sind reich an Bitterstoffen, Gerbstoffen und Mineralien. Sie aktivieren und reinigen die Nieren und helfen Schadstoffe auszuschwemmen. Klinische Untersuchungen ergaben jetzt: Nach dem Genuss von frischem Birkentee steigt die ausgeschiedene Harnmenge bis auf das Sechsfache an. Abgekochte Birkenrinde heilt als Umschlag chronische Hauterkrankungen und auch Hautpilz.

Zuckeraustauschstoffe: So wirkt Xylit

Das Wort Zucker stammt ursprünglich aus dem altindischen Sanskrit-Wort *Śarkarā* für „süß". Der Begriff wurde als *sukkar* ins Arabische entlehnt und gelangte von dort in den europäischen Sprachraum. Vor einigen Hundert Jahren war ein Kilogramm Zucker noch ein Vermögen wert und nur einige wenige Menschen konnten es sich leisten, das süße Pulver zu genießen. Ursprünglich wurde der Zucker aus Zuckerrohr gewonnen. Es gibt jedoch viele verschiedene Arten von Zuckern. Einige sind uns allen bekannt, etwa Traubenzucker, Rüben- oder Rohrzucker. Demgegenüber sind Zuckeralkohole wie Birkenzucker und Erythritol in Deutschland bislang noch relativ unbekannt.

Seinen Namen erhält ein Zucker im Allgemeinen von der Pflanze, aus welcher er zum ersten Mal gewonnen wurde. Darüber hinaus hat jede Zuckerart auch eine chemische Bezeichnung. Die chemische Bezeichnung für Birkenzucker lautet Xylitol. Xylitol gehört zur Gruppe der Zuckeraustauschstoffe und hat die Lebensmittelzusatzstoff-Nummer E 967. Birkenzucker ist ein weißes, süßes, kristallines Kohlenhydrat. Wenn man Xylit in den Mund nimmt, schmeckt er wie normaler Zucker und hinterlässt auf der Zunge ein erfrischendes Gefühl. Das kommt von dem Kühleffekt, der entsteht, weil Xylit der Umgebung Wärme entzieht, wenn es sich im Speichel auflöst.

Zuckerähnliches Süßungsmittel

Zuckeraustauschstoffe sind keine Süßstoffe, sondern zuckerähnliche Süßungsmittel, die in etwa die gleiche Süßkraft haben wie „normaler" Zucker, aber nur etwa die Hälfte der Kalorien. Zum Vergleich: Zucker hat 4 Kalorien pro Gramm, Xylit nur 2,4 Kalorien pro Gramm. Als Zuckeraustauschstoff gehört Xylit in dieselbe Kategorie wie Sorbit oder Maltit.

Süßstoffe (wie Aspartam) haben dagegen keine oder fast keine Kalorien und sind – je nach Art – 300- bis 3000-mal süßer als Zucker. Sie werden synthetisch hergestellt und stellen für den Organismus Fremdstoffe dar (die oftmals auch schädlich sein können).

Zuckeraustauschstoffe findet man meist in der Natur, etwa in Früchten, Bäumen und Rinden. Sorbit findet sich beispielsweise in Birnen. Xylit ist ein natürlicher Bestandteil von Birkenholz, Blumenkohl, Erdbeeren, Mais und anderen. Leider sind die Xylitmengen in diesen Früchten aber nur gering, sie betragen höchstens ein Prozent, sodass man sich über den Verzehr von z. B. Blumenkohl oder Erdbeeren nicht die zahlreichen gesundheitlichen Wirkungen des Stoffes einverleiben kann.

Auch unser Körper produziert Xylit. Er entsteht genau dann, wenn die Leber Kohlenhydrate abbaut (täglich etwa 5–15 Gramm). Daher kennt unser Körper den Zuckerstoff gut und weiß, wie er damit umgehen muss. Verzehren wir Xylit, wird der Stoff im Dickdarm von Bakterien in kleine Teile zerlegt, aufgenommen und später in Form von Wasser und Kohlendioxid wieder ausgeschieden.

Die Besonderheit des Birkenzuckers sind seine, in verschiedenen klinischen Studien nachgewiesenen, wohltuenden Wirkungen auf den menschlichen Organismus.

Die Vorteile in Kürze: Xylit ...

- beugt Karies vor, da die im Mund befindlichen Bakterien Birkenzucker nicht abbauen können und somit keine Säure im Abbauprozess entstehen kann,
- beugt Zahnbelags- und Zahnsteinbildung sowie Parodontitis vor,
- fördert den Mineralienrückbau der Zahnemaille,
- verhindert Karies an bereits angeschlagener Zahnemaille,
- vermindert die Bakterienübertragung von den Eltern auf die Kinder,
- ist gut für die Figur, es hat 40 Prozent weniger Kalorien als Zucker (240 kcal pro 100 Gramm),
- reduziert das Hungergefühl,
- kann Mundgeruch vermindern,
- ist gut für den Blutzucker und für Diabetiker geeignet (Glykämischer Index beträgt 7)
- hält den Blutzuckerspiegel niedrig und stabilisiert ihn,
- kann den Insulinbedarf des Körpers ausgleichen bzw. verringern,
- kann auch bei Schwangerschaftsdiabetes eingesetzt werden,
- hat eine antibakterielle Wirkung,
- ist wirksam bei Pilzinfektionen und Candida,
- steigert die Kollagenproduktion,
- vermindert das Osteoporose-Risiko
- kann bei Kindern Mittelohrentzündungen vorbeugen,
- stärkt die Immunabwehr,
- kann bei der Gewichtsreduktion unterstützen,
- senkt das Risiko von PCOS (Polyzystisches Ovarialsyndrom), Eierstockzysten, Endometriose, PMS (prämenstruelles Syndrom), Hitzewallungen und Depressionen,
- beugt indirekt vielen weiteren Erkrankungen vor, wie Herzinfarkt und Schlaganfall.

Zucker mit 6 Kohlenstoffatomen

Die einfachen Zucker sind die grundlegenden Bauelemente von Kohlenhydraten. Sie sind wasserlösliche, transparente, kristalline Verbindungen. Die meisten Einfachzucker haben einen süßen Geschmack. Sie werden aufgrund der Anzahl der enthaltenen Kohlenstoffatome gruppiert. Haushaltszucker, Traubenzucker, Fruchtzucker haben zum Beispiel alle 6 Kohlenstoffatome.

Dies sind jene Zucker, welche z. B. bei Pflanzen durch Fotosynthese entstehen. Die Formel lautet $C_6H_{12}O_6$ oder bei den komplexeren Verbindungen die Vielfachen von 6 (Rübenzucker hat z.B. die Formel $C_{12}H_{22}O_{11}$). Die Zucker mit 6 Kohlenstoffatomen sind eine reine, in Kalorien hoch messbare Energiequelle für jedes Lebewesen.

Zucker mit 5 Kohlenstoffatomen

Eine andere Gruppe stellen die Zucker mit 5 Kohlenstoffatomen dar. Diese findet man auch in der Natur wieder und selbst der menschliche Organismus stellt sie her. Zucker mit 5 Kohlenstoffatomen sind außerordentlich stabile Verbindungen. Sie werden vom menschlichen Organismus nur langsam und von Bakterien kaum verdaut. Xylit gehört zu dieser Gruppe. Als Zusatzstoff E 967 ist er ohne Höchstmengenbeschränkung (quantum satis)*

---

* *Quantum satis* bedeutet ausreichende Menge. Eine Höchstmenge ist nicht vorgeschrieben. Es darf jedoch nur so viel bei der Produktion eingesetzt werden, wie für die gewünschte Wirkung unbedingt erforderlich ist. Xylit gilt als unbedenklich. (Quelle: *www.zusatzstoffe-online.de*)

für bestimmte Lebensmittel zugelassen. Dazu gehören unter anderem:

– energiereduzierte bzw. zuckerfreie Desserts und Speiseeis
– energiereduzierte bzw. zuckerfreie Süßwaren und Kaugummi
– energiereduzierte bzw. zuckerfreie Kuchen und Kekse
– Soßen
– Senf
– Nahrungsergänzungsmittel

Klinische Kariesstudien mit Xylit

Dass Xylit erstaunlich wirkungsvoll in der Reduktion und bei der Prophylaxe von Karies ist, haben in den vergangenen Jahrzehnten zahlreiche Studien gezeigt. In Finnland laufen seit mehr als 40 Jahren Studien zu Xylit. Als sogenannte Grundlagenstudien gelten die berühmten „Turku-Zuckerstudien" von Prof. Kauko K. Mäkinen an der Universität für Zahnheilkunde in Turku in den Jahren 1972 bis 1975.

Der Anstoß für diese Studien kam von zwei vorausgegangenen mehrtägigen Untersuchungen mit Studenten des Zahnmedizinischen Instituts. In diesen Versuchen wurden verschiedene kohlenhydrathaltige Süßungsmittel an Kontrollgruppen verteilt. Ziel war, die Wirkung einer kurzfristigen Anwendung von Xylit auf das Wachstum der Plaquemasse und die Zusammensetzung des Zahnbelags zu beurteilen. Die Versuche ergaben, dass die Verwendung von Xylit mit einer 50-prozentigen Reduktion der Plaquemenge verbunden war – verglichen mit der Anwendung von Saccharose, Glukose, Fruktose oder Sorbit. Ein überzeugendes Ergebnis, das die Forscher sofort dazu veranlasste, noch tiefer in die Thematik einzusteigen. Die Turku-Zuckerstudien begannen!

In einer ersten kontrollierten Ernährungs- und Kaugummistudie wurden die Auswirkungen des Zuckeraustauschstoffes untersucht. Bei dieser Studie wurde der gesamte Nahrungszucker entweder durch Xylit oder durch Fruktose ersetzt. Im Vergleich zu einer Gruppe, die herkömmliche zuckerhaltige Nahrung zu sich nahm, zeigten die Xylit-Probanden nach zwei Jahren eine hoch signifikante Reduktion des Karieszuwachses um mehr als 85 Prozent! Der Einbezug weiterer Parameter, insbesondere zum Thema Zahnbelag, zeigte darüber hinaus, dass die Zähne der Xylit-Probanden etwa 50 Prozent weniger Plaque aufwiesen als die der Teilnehmer in der Saccharose-Gruppe. In einer zusätzlichen einjährigen Studie erfolgte ein partieller Ersatz des Zuckers in Kaugummi. Auch in diesem Test erwies sich der Zuckeraustausch als eine präventiv wirksame Maßnahme gegen Karies. Gegenüber den Probanden mit saccharosehaltigem Kaugummi entwickelten jene mit xylithaltigem Kaugummi nach einem Jahr einen signifikanten, um etwa 65 Prozent geringeren Karieszuwachs. Nachdem die Ergebnisse der Turku-Studien veröffentlicht wurden, war das Interesse an Xylit sehr groß und weitere Studien folgten.

Wirkung über Jahre hinaus

In der Ylivieska-Studie (Finnland) von 1987 konnte sogar gezeigt

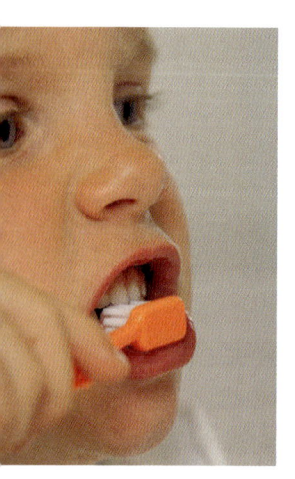

werden, dass der kariesschützende Effekt von Xylit auch noch Jahre später nach dem Absetzen der Xylit-Kaugummis nachweisbar war. Dieser Effekt konnte nur für Xylitol und in geringerem Maße auch für Xylitol-Sorbitol-Kaugummis, nicht aber für reine Sorbitol-Kaugummis nachgewiesen werden. In dieser Kaugummistudie mit Kindern im Alter von 11 und 12 Jahren wurde das Kaugummi-Kauen als zusätzliche Maßnahme zum dort üblichen präventiven Standardprogramm (Applikation von Fluoridlack und Mundgesundheitskursen) in Schulen eingeführt. In der Gruppe, deren Teilnehmer täglich drei

Stück xylithaltiges Kaugummi verzehrten, konnte eine ausdrucksstarke Kariesreduktion zwischen in Höhe von 55 bis 60 Prozent erzielt werden.

Zähne, die während des Versuchszeitraums in die Mundhöhle durchbrachen, hatten davon den größten kariesvorbeugenden Nutzen – und zwar auf Dauer. Kindern mit hohem Kariesrisiko profitierten überdurchschnittlich hoch vom Kaugummi-Konsum. Vor dem Hintergrund einer bereits gut ausgebauten Schulzahnpflege waren diese Ergebnisse zum Xylit-Kaugummi besonders beeindruckend. Nachuntersuchungen belegten auch eine langfristige Wirkung. Fünf Jahre später hatten die Kinder aus der ehemaligen Xylit-Gruppe gegenüber der Vergleichsgruppe (ohne Kaugummi) immer noch weniger kariöse Defekte.

In der Belize-Studie (Mittelamerika) von 1996 konnte der kariesreduzierende Effekt durch die Anwendung von Xylit, selbst bei dauerndem gleichzeitigem Konsum von Zucker, belegt werden, und das unter Bedingungen, in denen fast keine zahnärztliche Betreuung verfügbar war. In dieser Studie stand im Vordergrund, inwieweit im direkten Vergleich Unterschiede zwischen Sorbit- und Xylitkaugummi nachweisbar sind. Die Versuchsdauer war auf 40 Monate begrenzt und wurde in einem Umfeld durchgeführt, welches durch seinen sehr hohen Zuckerkonsum und sehr hohe Kariesaktivität bekannt war.

Jene Kinder, die xylithaltigen Kaugummi kauten, hatten am Ende der Untersuchung auffällig weniger neue Karies als diejenigen in der Sorbit-Kaugummi-Gruppe. Die Ergebnisse stützen nicht nur die Vermutung, dass Xylit ein nicht-kariogener Stoff ist, sondern auch, dass er zur Remineralisation von Zahnschmelz beitragen kann.

Übrigens: Fünf Jahre nach der Studie hatten die dann 12-jährigen „Xylit-Kinder" immer noch weniger Karies an den bleibenden Zähnen.

Die Ergebnisse weiterer Studien zeigten auch, dass der Langzeitkonsum von Xylit dazu führt, dass die Bakterien sich leichter von der Zahnoberfläche lösen und in den Speichel abfallen. Demnach werden Xylit-Langzeitkonsumenten nicht frei von der Bakterienart *Streptococcus mutans* (Leitorganismus der Zahnkaries), aber diese können weniger Schaden anrichten. Xylit wird nicht von den Bakterien fermentiert. Langzeitanwender von Xylitol-Kaugummis haben überraschend wenig Zahnbelag und berichten, dass sich ihre Zähne „sauber anfühlen" (vgl. Studien von Söderling 1991).

Gute Effekte mit Xylit-Pastillen

In neueren Studien wurde nachgewiesen, dass auch andere Darreichungsformen von Xylit als Kaugummis den erwünschten Effekt haben, etwa Xylit in Lutschtabletten.

Die Estland-Studie verglich in einer Feldstudie die kariesvorbeugende Wirkung von Xylit-Kaugummi mit jener von Xylit-Pastillen. Die Abgabe der Bonbons bzw. der Kaugummis erfolgte durch die Lehrer an etwa 200 Tagen pro Jahr. Nach einer Versuchszeit von zwei bis drei Jahren zeigte sich, dass die Einnahme von drei Xylit-Pastillen pro Schultag mit einer Tagesdosis von etwa fünf Gramm ebenso effektiv ist wie Kaugummi. Diese Untersuchung zeigt, dass nicht das Kauen den Effekt von Xylit ausmacht – sondern dass es vor allem der Zuckeralkohol selbst ist, der spezifisch wirkt. Die Studie ist auch interessant für Personen, die Kaugummi nicht mögen oder aus gesundheitlichen Gründen ihn nicht kauen können.

Diese seit Längerem bekannten Studienergebnisse zur aktiven Kariesprophylaxe durch Xylit konnten durch neuere Studien bestätigt und weitergeführt werden.

Kauen für gesunde Kinder

Hierzu gehören insbesondere die Mutter-Kind-Studien aus dem Jahr 2000 (Turku, Finnland). Die an der Studie teilnehmenden Mütter wurden bereits während der Schwangerschaft einer von drei Gruppen zugeordnet. Die Mütter der Xylit-Gruppe kauten in der Zeit zwischen 3 und 24 Monaten nach der Geburt etwa viermal täglich Xylit-Kaugummis. Die Mütter der beiden Kontrollgruppen erhielten 6,12 und 18 Monate nach der Geburt Zahnlackierungen mit Fluorid (was den Zahnschmelz stärken sollte) bzw. mit Chlorhexidin (von dem man annimmt, dass es die Übertragung von kariesauslösenden Bakterien stoppen kann). Bei allen drei Gruppen wurde eine normale Zahnpflege und Ernährung durchgeführt.

Das Ergebnis: Im Vergleich zu den beiden Kontrollgruppen wiesen die Kinder der Xylit-Mütter 71 bis 74 Prozent weniger Zahnschäden durch Karies auf. So können Mütter also allein durch die Hilfe von Xylit das Kariesrisiko ihrer Kleinen deutlich reduzieren!

Der Hintergrund ist, dass die Mundflora eines Neugeborenen zunächst steril ist. Nach der Geburt beginnt langsam die Besiedlung der Mundhöhle durch Bakterien, bis die Mundflora sich voll ausgebildet hat. Je nachdem, welche Bakterien in dieser Anfangszeit die Mundhöhle besiedeln, hat ein Mensch im Laufe seines Lebens mehr oder weniger mit Zahnerkrankungen zu kämpfen. Es gibt Bakterien, die günstige, schützende Eigenschaften haben, wie *Streptococcus salivarius*, *Lactococcus lactis* und *Lactobacillus casei*, sowie andere, die zahnschädigende Eigenschaften besitzen, z. B. der Kariesverursacher *Streptococcus mutans*.

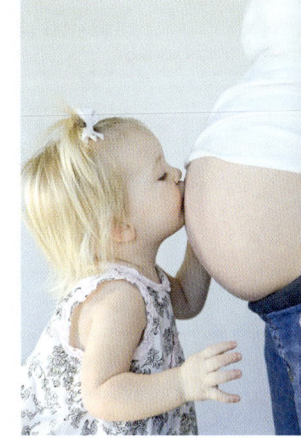

Übertragung von Bakterien vermeiden

Eltern übertragen durch Küssen oder das Benutzen des gleichen Geschirrs ihre eigenen Bakterien auf ihre Kinder und nehmen so Einfluss auf die Besiedlung der kindlichen Mundflora. Dabei übertragen sie auch zahnschädigende Bakterien. Untersuchungen haben gezeigt, dass Kariesbakterien schon im Mund von drei Monate alten Säuglingen vorzufinden sind, lange bevor die ersten Milchzähne durchbrechen. So werden diese ersten Zähne von Anfang an geschädigt. Durch das Vermeiden von Handlungen, mit denen Speichel-Bakterien von Eltern auf Kinder übertragen werden (Kinder auf den Mund küssen, den gleichen Löffel benutzen, Schnuller ablecken usw.), ließe sich theoretisch die Übertragung schädlicher Bakterien vermeiden.

Eine andere Alternative bietet Xylit: Untersuchungen haben gezeigt, dass Mütter, die xylithaltige Produkte verzehrten, nicht nur ihre eigenen Zähne schützten, sondern auch der Besiedlung der Mundflora ihrer Kinder durch kariesverursachende Bakterien entgegenwirkten. Bei Kindern, deren Mütter Xylit anwenden, treten später wesentlich weniger Zahnprobleme auf.

Der Kariesschutz der „Xylit-Mütter" hielt sogar noch an, als die Mütter schon jahrelang kein Xylit mehr zu sich nahmen. Im Durchschnitt hatten diese Kinder an ihrem fünften Geburtstag nur 0,8 kariöse Zähne. Bei der Studie mit den Chlorhexidin- bzw. Fluorid-Vergleichsgruppen hatten diese Kinder im Alter von fünf Jahren bereits drei kariöse Zähne.

Start in eine neue Mundhygiene

Alle Studien belegen, dass durch die Verwendung von Xylit-Kaugummi eine kariesvorbeugende Wirkung erzielt werden kann. Allerdings sollte der Kaugummi mehrmals täglich – also vier bis fünf Mal – und über einen längeren Zeitraum hinweg konsumiert werden. Die Wirkung bei der Einnahme von Xylit durch Kaugummikauen hängt von der Dosis ab; für eine antimikrobielle Wirkung werden mindestens fünf Gramm pro Tag als notwendig angesehen. So kann Xylit-Kaugummi ein erster Schritt in Richtung einer besseren Mundhygiene sein.

Neuere Studien zeigen, dass Xylit auch in Bonbons oder Pastillen verpackt, den gleichen kariesreduzierenden Effekt wie Kaugummi hat. Die ganz normale tägliche Zahnreinigung ist aber trotzdem nicht durch Xylit ersetz- oder austauschbar.

Praktische Kariesprophylaxe

Die Xylit-Forscher haben ihre Untersuchungen im Wesentlichen auf den Verzehr von Kaugummi und Pastillen gestützt, nicht aber auf die einfache Anwendung mit Xylit-Pulver.

Das übernahm dann aber der deutsche Zahnarzt Dr. Ulrich Bruhn, der inzwischen in Norwegen praktiziert. Er führte seine ersten Xylit-Experimente an sich selbst durch. Er wollte wissen, wie man reines Xylit-Pulver für Mundspülungen oder als Zahnpasta-Ersatz verwendet, ohne es zu schlucken.

Der Mediziner besorgte sich Xylit-Pulver in der Apotheke und nahm einen Teelöffel Xylit pur in den Mund. Nach zwei Minuten spuckte er das inzwischen im Speichel aufgelöste Xylit wieder aus: „Nach dem Ausspucken waren meine Zähne ungewöhnlich glatt, ähnlich wie nach einer professionellen Zahnreinigung. Ich wiederholte diesen Vorgang mehrmals täglich über Monate und bat dann Menschen in meinem privaten Umfeld, Xylit ebenfalls zu testen. Da es sich um ein Lebensmittel und auch körpereigenen Stoff handelt, gab es keine ethischen Bedenken. Ein Jahr lang habe ich im Selbstversuch diverse Anwendungsarten ausprobiert und dann Xylit in die Therapie bei meinen Patienten eingeführt".

Das Resümee der mittlerweile fünf Jahre umfassenden Beobachtungen von Dr. Bruhn sieht wie folgt aus:
– Karies verschwindet fast vollständig
– Zähneputzen wird weniger wichtig

- Zahnbeläge lassen sich extrem leicht entfernen
- Parodontose / Parodontitis bildet sich ohne Änderung oder Intensivierung der Zahnhygiene deutlich zurück
- Zahnsteinbildung ist stark rückläufig

„Als ich Professor Kauko Mäkinen um seine Einschätzung meiner Ergebnisse bat, bestätigte der erfahrene Xylit-Forscher meine Ergebnisse", berichtet der Mediziner.

Der Zahnarzt Dr. Bruhn empfiehlt, dreimal täglich nach den Mahlzeiten oder zwischendurch einen halben Teelöffel Xylitpulver in den Mund zu nehmen. Das Pulver löst sich schnell im Speichel auf. Mit dem süßen Speichel spült man dann drei bis fünf Minuten lang den Mund und spuckt ihn anschließend aus. Bitte nicht nachspülen! Im Gegensatz zu Zucker kann und soll Xylit auch über Nacht an den Zähnen bleiben und diese schützen. Da sich so keine weiteren schädlichen Bakterien einlagern können, kann das Zahnfleisch über Nacht heilen und Mineralien können in aller Ruhe in den Zahnschmelz eingebaut werden". (Dr. Ulrich Bruhn, Quelle: *www.apothekestockdorf.de*)

Die richtige Zahnpflege

- Zähne nach dem Essen immer, aber mindestens zweimal täglich putzen
- Zahnbürste mindestens einmal monatlich wechseln
- Zahnarzt regelmäßig aufsuchen (mindestens zweimal im Jahr)
- Verzehr von konventionellem Zucker weitgehend meiden
- Drei bis fünf Mal am Tag birkenzuckerhaltige Kaugummis nach den Mahlzeiten kauen

Gut zu wissen: Regelmäßige Mundspülungen mit Xylit führen schon nach wenigen Wochen dazu, dass bei routinemäßigen Zahnreinigungen beim Zahnarzt kaum noch Plaque oder Zahnstein gefunden wird.

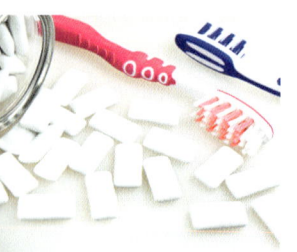

Wer also gesunde Zähne ohne Karies und Zahnbelag haben möchte und nicht so gerne oft zum Zahnarzt geht, sollte zur Verbesserung seiner Mundgesundheit immer wieder regelmäßig xylithaltige Süßigkeiten kauen, lutschen, spülen und/oder schlucken. Der Kostenpunkt ist sehr gering: Ein Kilogramm Xylit (Preis je nach Hersteller zwischen 10 und 16 Euro) reicht für eine Person gute drei Monate (Tagesration mit 10 Gramm bei 5 Mundspülungen zu jeweils 2 Gramm).

Da Karies eine ernährungsbedingte Erkrankung ist, können folgende Tipps von Prof. Kauko Mäkinen die Ausbreitung weiter verhindern:

– Vermeiden von kleinen Zwischenmahlzeiten mit Snacks (etwa Chips vor dem Fernseher), Backwaren und gesüßten Getränken.
– Das Verlangen nach süßen Lebensmitteln sollte bei den regulären Mahlzeiten befriedigt werden (also keine Keks- und Schokoladenberge am Abend naschen).
– Beschränken Sie den Verzehr vergärbarer Süßungsmittel (Zucker, Honig, stark stärkehaltige Speisen) auf höchstens sechs bis acht Mal täglich.
– Ersetzen Sie normalen Zucker (Saccharose) durch Xylit.

Zahnpulver mit Heilkreide

Die Lebensmitteltechnologin Dipl.-Ing. Ilona Dummer aus Berlin empfiehlt auf ihrer Website *www.zuckerersatz.de* ein interessantes spezielles Zahnpulver mit Heilkreide, das sie privat für sich entwickelt hat und anwendet. Sie schreibt:

„Wenn Sie sich noch zusätzlich z. B. mit Xylit und Heilkreide, Natron (Natriumhydrogenkarbonat) und Meersalz ein Zahnpulver zusammenmischen und sich 2–3 Mal in der Woche damit die Zähne putzen, erzielen Sie einen noch stärkeren Gesundheitseffekt, weil Sie damit das basische Milieu im Mund weiter verstärken, denn die Heilkreide ist ein Naturprodukt und eine Base. Der Hauptbestandteil der Rügener Heilkreide ist mit etwa 98 Prozent Kalziumkarbonat. Das Kalzium kann in Verbindung mit Xylit vom Körper besser aufgenommen werden, weil Xylit und Kalzium Komplexe bilden, die die Aufnahme von Kalzium erleichtern. Natron ist eine starke Base und wirkt desinfizierend und neutralisierend, Salz entzieht dem Gewebe Wasser."

Wichtig ist, das Pulver nicht zu häufig (also nicht täglich) zu verwenden, weil es sonst v. a. empfindliche Zähne angreifen kann, warnt Ilona Dummer die Leser. Ihre persönliche Mischung für das Zahnpulver finden Sie hier aufgelistet.

Zahnpulver:
3 TL feiner Xylit
1 TL Meersalz
1 TL Natron
1 TL Rügener Heilkreide

Schutz vor Plaque und Parodontitis

Zahnbelag (Plaque) ist eine Schicht, die sich auf die Zähne legt und aus dem Zusammenspiel unserer Nahrungsaufnahme, dem Speichel und den sich im Mund befindlichen Bakterien entsteht. Vor allem bei hoher Zucker- bzw. Kohlenhydrataufnahme werden Kariesbakterien in ihrer Aktivität und Vermehrung gefördert. Wird keine gründliche Zahnpflege durchgeführt, breiten sich die Bakterien auf ihrem Nährboden, dem Zahnbelag, vor allem an unzugänglichen Stellen aus, wie am Zahnfleischrand, in den Zahnzwischenräumen und kleinen Rissen im Zahnschmelz.

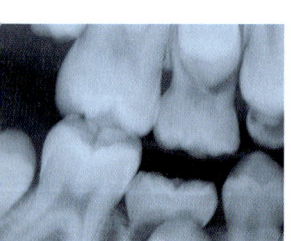

Diese Bakterien scheiden Säuren aus, die die eigentlichen Schädigungen auslösen.

Wenn man Xylit (etwa durch Kaugummis oder Spülungen mit dem Pulver) anwendet, werden die Karies auslösenden Bakterienstämme im Mund von unschädlichen Bakterien verdrängt. Die Bakterienkultur verändert sich langfristig. Da Xylit sogar die Remineralisierung des Zahnschmelzes beschleunigt, ist er bei der Behandlung kleiner, kariöser Stellen sehr wirkungsvoll. Größere Stellen verschwinden zwar nicht, können sich jedoch durch die regelmäßige Xylit-Anwendung verhärten und somit unempfindlicher werden.

Unter Remineralisierung versteht man die Wiedereinlagerung der entzogenen Mineralien in die Zähne und damit die Härtung der Substanz. Speichel ist in der Lage zu remineralisieren.

Dies läuft parallel mit der Schaffung einer neutralen Mundhöhle nach einem sauren Zustand. Diese Funktion kann überfordert sein, wenn die Säurebelastung zu stark und zu lange anhält, etwa wenn jemand viele zuckerhaltige Produkte verzehrt. Xylit ist hier eine hervorragende Unterstützung, weil damit ebenfalls das angestrebte, neutrale Milieu erreicht wird.

Die Demineralisierung eines Zahnes öffnet buchstäblich Tür und Tor für Kariesbakterien. Dabei werden dem Zahnschmelz durch Säureeinwirkung Kalk und Mineralien entzogen und die äußere Zahnsubstanz wird anfällig.

Dr. John Peldyak, Forscher in der Abteilung für Zahnmedizin an der University of Michigan, hat die meisten aller klinischen Forschungen der vergangenen 25 Jahre zum Thema Xylitol und Zahnbelag mitverfolgt. Das Ergebnis seiner Beobachtungen: Wer einmal täglich Kaugummi mit Xylit kaut, hat einen kleinen Schutz vor Belag. Zweimal tägliches Kaugummikauen reduziert den Zahnbelag um 40 Prozent. Wer dreimal täglich kaut, reduziert den Belag um 60 % und bei fünfmal täglich sind es satte 80 Prozent.

Gut zu wissen: Zahnstein entsteht dann, wenn nicht entfernte Zahnbeläge über längere Zeit die Möglichkeit haben, zu verhärten. Die Oberfläche des Zahnsteins ist rau und bietet für die Anlagerung von weiterem Zahnstein inklusive neuer Bakterienanwohner optimale Voraussetzungen.

Eine Teilnehmerin im Forum von *www.brigitte.de* schwärmt: „Ich bin seit 3 Monaten fleißige Benutzerin von Xylitol und ich kann euch sagen, es ist einfach genial. Der Zahnstein ist weg, die Zähne sind so glatt wie noch nie. Und was das Beste ist, das morgend- und abendliche Leckerli reicht mir völlig aus. Ich habe keinen Bedarf mehr nach irgendwelchem Süßkram, und darüber freuen sich meine Klamotten, die werden immer größer."

Vieles gibt es im Zusammenhang mit Xylit auch über Parodontitis zu sagen. Parodontitis wird umgangssprachlich oft als Parodontose* bezeichnet. Parodontitis betrifft die bakterielle Entzündung des Zahnbetts und des Zahnhalteapparates (Zahnfleisch und Kieferknochen). Sie greift im Endstadium auch die Kieferknochen an. Auch hier ist die Ursache eine Dominanz von Kariesbakterien im Belag. Die Bakterien einer Parodontitis gefährden nicht nur die Gesundheit des Mundraumes. Aus der Mundhöhle gelangen die Bakterien durch Risse in der Mundschleimhaut über das Blut in alle Organe des Körpers – und können so viele Erkrankungen verursachen.

Eine Zahnfleischentzündung (Gingivitis) kann ohne Zahnbeläge nicht entstehen. Die dort existierenden Bakterien können durch ihre Ausscheidungen Entzündungen im Zahnfleisch hervorrufen, die sich mit Schwellungen und Blutungen bemerkbar machen. Erfolgt hier keine Ausheilung, kann die Gingivitis in eine Parodontitis übergehen.

Zahnfleischentzündungen können auch zu anderen ernsten Gesundheitsproblemen führen. Sie vervielfachen das Schlaganfallrisiko, verdreifachen das Risiko für einen Herzinfarkt und erhöhen das Risiko für Frühgeburten und

---

* 1921 hatte Oskar Weski zunächst den Begriff Parodontose als Sammelbegriff für alle Erkrankungen des Zahnbettes (entzündliche und nicht-entzündliche) eingeführt. Seit etwa Mitte des 20. Jahrhunderts wird jedoch zwischen Parodontitis und Parodontose unterschieden. Dies entspricht der allgemein in der Medizin gebräuchlichen Definition, in der die Endung -itis für entzündliche und die Endung -ose für atrophische (Gewebsschwund-) Prozesse steht. Der Begriff Parodontose hat heute nur noch historische Bedeutung. (Quelle: wikipedia)

Neugeborene mit geringem Gewicht. Sie spielen auch eine Rolle bei der Entstehung von Atemwegserkrankungen wie Bronchitis, Lungenentzündung und Lungenemphysem. Die Bakterien, die Zahnfleischerkrankungen auslösen, sind später diejenigen, die (in-)direkt Herz und Arterien angreifen. Eine Studie, die 1998 an der University of Minnesota durchgeführt wurde, zeigte, dass sich bei Kaninchen, denen Plaquebakterien eingespritzt wurden, Blutgerinnsel entwickelten, die zu einer Herzerkrankung führten. Offenbar greifen die Bakterien zuerst die Knochen im Mundraum und das Zahnfleisch an, um dann durch feine Risse im Zahnfleisch in den Blutkreislauf zu gelangen (Quelle: *Nexus Magazin, Nr. 15/2008*).

Der Zahnarzt Dr. Bruhn berichtet: „In meiner Praxis hat Xylit bei Parodontose in den fünf Jahren, seit ich meinen Patienten diesen Zuckerstoff empfehle, immer gewirkt, und zwar unglaublich gut. Ich habe immer auf Misserfolge gewartet – aber sie blieben aus. Bei Parodontose werden Sie sich wahrscheinlich wundern. Bestehende Kronen werden durch Xylit übrigens immer prima sauber sein und empfindliche Zahnhälse wurden bei meinen Patienten durch Xylit-Anwendungen sehr schnell unempfindlich".

Im Forum von *www.brigitte.de* berichtet eine andere Teilnehmerin: „Ich bin Parodontose-Patientin und Raucherin. Bereits nach zwei bis drei Tagen (der Xylit-Anwendung) waren meine Zähne glatt und sehr viel heller. Das Wichtigste jedoch ist: Mein Zahnfleisch wird immer besser. Nach zwei Monaten hatte ich dann einen Zahnarzttermin zur üblichen Zahnreinigung. Meinem Zahnarzt habe ich nichts gesagt. (...) Er begann mit der Reinigung und hat erst nach dem Belag gesucht, dann nach Zahnstein.

Schon nach 15 Minuten war ich fertig ... nach 15 Minuten! Ich habe ihm danach gesagt, dass ich Xylit benutze und gefragt, ob er das kenne. Ja, ja, das kenne er, damit könne ich ruhig weitermachen, ansonsten kein Kommentar, er hat das Gespräch auf das Wetter gelenkt. Das bestätigt meine Meinung, dass Zahnärzte für gewöhnlich Xylit nicht empfehlen, weil es ihren Verdienst schmälert – ich habe nämlich für die 15 Minuten nur 10 Euro bezahlt. Ich habe nicht daran geglaubt, aber als er keinen Zahnstein fand, war ich wirklich fasziniert. Und dabei spüle ich nur mit Xylit, und auch das nicht wirklich regelmäßig."

Weitere medizinische Wirkungen von Xylit

Xylit hat viele gute Seiten. Die bekanntesten sind bisher die Reduktion von Karies und die allgemein wohltuende Wirkung für die Mundgesundheit. Als gutes Spiegelbild des bösen Haushaltszuckers wird er als Ausgleich für den Stoffwechsel und als Helfer gegen Osteoporose und bei Sinusitis, Ostitis und anderen immer mehr bekannt.

Süßer Segen für den Stoffwechsel

Ganz klar: Wir essen zu viel Zucker. Nicht ganz so viel wie die Amerikaner – die sind absoluter Spitzenreiter. Durchschnittlich verzehrt jeder Amerikaner täglich eine halbe Tasse Zucker. Das stelle man sich einmal vor: Auf ein Jahr gerechnet, sind das 75 Kilogramm Zucker pro Person.

Aber auch jeder Deutsche nimmt pro Jahr 36 Kilo Zucker zu sich. Drei Viertel davon sind in verarbeiteten Lebensmitteln enthalten, nur etwa 6 Kilo werden direkt als Zucker (in Tee, Kaffee u. Ä.) aufgenommen. Der größte Teil des Zuckers wird von der Nahrungsmittelindustrie verbraucht. Die Getränkeindustrie und die Süßwarenhersteller sind die größten Zuckerverbraucher mit jeweils einem Fünftel des Verarbeitungszuckers.

Viel Zucker macht krank

Es ist kein Geheimnis, dass Zucker in großen Mengen Gift für den Körper ist. Er ist kein Lebensmittel. Er ist vielmehr eine Chemikalie, die unser Körper nur schwer verwerten oder verdauen kann. Von seiner Veranlagung her ist der Mensch nicht dafür bestimmt, Zucker in großen Mengen zu verzehren – in welcher Form auch immer. Das betrifft weißen wie braunen Zucker gleichermaßen (auch „Bio" hilft da leider nicht viel), Kandiszucker, Fruktose, Dextrose, Reis, Ahornsirup und auch Honig. Zucker hat ein Suchtpotenzial; er ist sehr verführerisch, verpackt

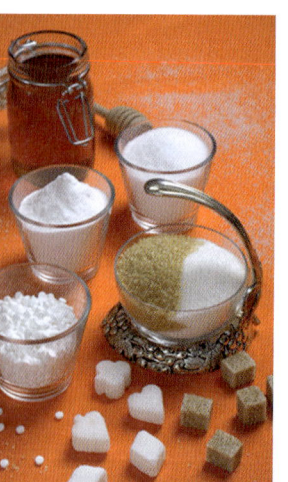

in Torten oder Schokolade und anderen Leckereien. Oft übermannt einen dann, trotz guter Vorsätze, doch die Lust auf das pure Süße.

Doch Zucker kann ernste Gesundheitsschäden verursachen – Übergewicht und Diabetes sind da nur die Spitze des Eisberges, wie schon beschrieben. Autoimmun- und Immundefekte wie Arthritis, Allergien und Asthma können ausgelöst werden, das Hormongleichgewicht wird gestört und Zucker kann langfristig sogar das Wachstum von Krebszellen unterstützen.

Die möglichen Folgen des Zuckerkonsums auf unseren Körper sind vielfältig. Zucker kann ...

- Karies fördern
- Übergewicht fördern
- Arthritis und Asthma auslösen
- zu Schwindelgefühlen und Trägheit führen
- den Mineralstoffhaushalt des Körpers durcheinanderbringen
- die Immunabwehr schwächen
- Diabetes mit verursachen
- Kupfer- und Chrommangel auslösen

- die Aufnahme von Kalzium und Magnesium im Körper reduzieren
- den Nüchternglukosewert steigern
- zu Nierenschäden führen
- das Risiko für Brust-, Eierstock-, Prostata-, Gallenblasen-, Dick- und Enddarmkrebs erhöhen
- Darmpilzinfekte (Candida) fördern
- die Sehkraft schwächen
- den Alterungsprozess beschleunigen, Falten und graue Haare fördern
- das Risiko koronarer Herzkrankheiten, Morbus Crohn und Colitis Ulcerosa steigern
- den Abbau von „gutem" Cholesterin (HDL) fördern und die Produktion von „schlechtem" Cholesterin (LDL) anheben
- Hyperaktivität, Ängste, Konzentrationsprobleme und Reizbarkeit bei Kindern auslösen u.v.a.m.

Blutzucker stabilisieren

Unser Körper ist stets darum bemüht, den Blutzuckerspiegel stabil zu halten, das ist die Aufgabe der Bauchspeicheldrüse. Zucker erhöht den Blutzuckerspiegel, wodurch die Bauchspeicheldrüse angeregt wird, Insulin zu produzieren. Zucker und Weißmehlprodukte führen zu einem schnellen und heftigen Anstieg der Blutzucker- und Insulinspiegel. Bei manchen Menschen reagieren die Körperzellen auf häufig erhöhte Insulinblutspiegel mit einer Insulinresistenz (d. h. die Körperzellen können kein Insulin mehr aufnehmen), was die Bauchspeicheldrüse dazu animiert, noch mehr Insulin zu produzieren, das dann ebenfalls im Blut kreist.

> Der Glykämische Index (GI) wurde im Jahre 1981 für die Kontrolle des Blutzuckerspiegels bei Diabetikern eingeführt. Er ist eine Maßangabe für die Höhe des Blutzuckerspiegels und damit für die Insulinausschüttung nach Zufuhr von 50 Gramm verwertbaren Kohlenhydraten (Quelle: *Deutsche Gesellschaft für Ernährung, 2004*).

Dies ist die Vorstufe von Typ-2-Diabetes. Und damit beginnt leider ein Teufelskreis: Hohe Insulinspiegel wiederum führen zu Hungergefühl und Übergewicht. Im weiteren Verlauf droht die Erschöpfung der Bauchspeicheldrüse. Und hier kann Xylit hilfreich sein: Xylit wird zur Erleichterung der Bauchspeicheldrüse Insulin-unabhängig verstoffwechselt, der Körper muss also so gut wie kein Insulin ausschütten, wenn Xylit verzehrt wird. Diese Aufgabe übernehmen die Leber und bestimmte Bakterien im Darm. Deshalb steigt beim süßen Genuss von Xylit der Blutzuckerspiegel nur sehr langsam und kaum messbar an. Dies spiegelt sich im niedrigen glykämischen Index von nur 7 wieder. Zum Vergleich: der „Glyx" von Traubenzucker liegt bei 100. Je niedriger der GI-Wert ist, desto langsamer erhöht sich der Blutzuckerspiegel. Dabei sind alle Werte unter 50 schon sehr günstig.

Der Index zeigt, wie schnell ein Kohlenhydrat im Körper abgebaut wird, wie schnell daraus also Glukose in den Blutkreislauf gelangt. Je niedriger der GI-Wert ist, desto weniger Glukose gerät in die Blutbahn. Anhand des GI lassen sich Lebensmittel in drei große Gruppen aufteilen: Speisen mit einem GI-Wert von 0 bis 55 sind mit niedriger, von 56 bis 69 mit mittlerer und von 70 bis 100 mit starker Blutzuckerspiegelerhöhung verbunden.

Glukose/Traubenzucker	100
Xylit	7
Haushaltszucker	70
Nudeln	70
Kartoffelpüree (Pulver)	90
Coca Cola	80
Apfel	35
Karotten (roh)	30
Getreideflocken	40
Kekse	70

Glykämischer Index ausgewählter Nahrungsmittel (weitere Beispiele finden sich in der gängigen Literatur)

Seit Mitte des 20. Jahrhunderts ist das Risiko, an Diabetes mellitus zu erkranken, um fast das Doppelte gestiegen. Diese erschreckende Tatsache liegt an dem wesentlich höheren Zuckergehalt und reduzierten Fasergehalt unserer Speisen. In einer Langzeitstudie mit mehr als 65 000 Frauen wurde gezeigt, dass eine zuckerreiche, ballaststoffarme Ernährung das Risiko, an Typ-2-Diabetes zu erkranken, um ganze 250 Prozent erhöht! Eine weitere neuere Studie zeigte, dass der übermäßige Genuss von Zucker der wichtigste ernährungsbedingte Einzelrisikofaktor für Herzinfarkt bei Frauen und Männern ist. In den USA sollen sogar 150 000 vorzeitige Todesfälle aufgrund von Herzerkrankungen pro Jahr auf das Konto von übermäßigem Zuckergenuss gehen.

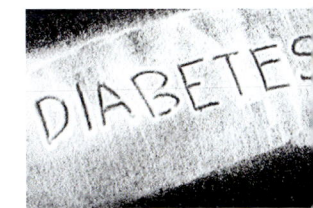

Ursache Insulinmangel
Diabetes mellitus ist eine chronische Stoffwechselerkrankung, die auf einem absoluten oder relativen Mangel an Insulin beruht. Folgeschäden an Blutgefäßen und im Nervensystem können auftreten.

Es gibt zwei Typen von Diabetes: Bei Typ I liegt ein Fehlen von Insulin meist in Folge einer Autoimmunerkrankung vor. Bei Typ II liegt entweder eine gestörte Insulinausschüttung oder eine Unempfindlichkeit des Organismus gegen Insulin vor. Diabetes vom Typ II wird hauptsächlich durch Überernährung und Übergewicht ausgelöst.

Insulin ist ein Hormon, das in der Bauchspeicheldrüse gebildet wird. Das empfindliche Zusammenspiel der zwei Hormone Insulin und Glucagon sorgt dafür, dass unser Blutzuckerspiegel stabil gehalten wird. Bei fehlendem Insulin oder bei einer ausbleibenden Reaktion des Körpers auf Insulin erhöht sich der Blutzuckerspiegel eines Diabeteskranken nach der Aufnahme von Kohlenhydraten drastisch.

Im Extremfall und ohne Behandlung kommt es dadurch zum diabetischen Koma. Eine Behandlung wird bei Typ-1-Diabetes durch die Gabe von Insulin erreicht.

Bei Typ-2-Diabetes gibt es vor der Behandlung mit Insulin noch weitere Möglichkeiten. Die Krankheit kann bei gesundem Lebenswandel, Einhalten einer Diabetes-Diät, Gewichtsreduktion, körperlicher Aktivität und mit einer Patientenschulung gut behandelt werden. Die Betroffenen können ein fast normales Leben führen. Xylit kann hier unterstützend und erleichternd eingeplant werden.

Die Krankenkassen gaben 2010 fast 40 Milliarden Euro für die Behandlung von Diabetes und ihren Folgeerkrankungen aus – mit steigender Tendenz. Wer Zucker durch Xylit ersetzt, senkt nicht nur sein Karies-Risiko erheblich, sondern schützt auch seine Bauchspeicheldrüse vor Überarbeitung. Die Anwendung ist einfach, denn Xylit ersetzt Zucker so gut wie 1:1.

Insulin und Östrogen

Eine Insulinresistenz ist auch für hormonelle Ungleichgewichte mitverantwortlich, die u. a. zu Brustkrebs führen können. Ein hoher Insulinspiegel regt die Produktion von Östrogen an und führt dann zu einer östrogendominanten Störung, die die Funktion der Eierstöcke beeinträchtigt. Insulinresistenz ist häufig mitbeteiligt bei einer Hormonstörung, die PCOS (polyzystisches Ovarialsyndrom) genannt wird.

PCOS hat zur Folge, dass kein Eisprung mehr stattfindet. Die Eierstöcke stellen die zyklische Östrogen- und Progesteronproduktion entweder ganz ein oder diese ist gestört. Insulin treibt die Eierstöcke dazu an, vorwiegend männliche Hormone zu produzieren, was in Zusammenhang mit einem hohen Insulin- und Glukosespiegel zu Gewichtszunahme im Bauchbereich führt. Ein solcher Körpertyp ist bekanntermaßen einem erhöhten Brustkrebsrisiko ausgesetzt. Äußere Anzeichen dafür, dass der Körper mehr männliche Hormone als gewöhnlich produziert, sind z. B. Haarausfall und eine vermehrte Körperbehaarung in anderen Bereichen.

Die Reduzierung des Insulinspiegels ist aber auch bei anderen hormonellen Ungleichgewichten, die ursächlich für u. a. Brustkrebs sein können, wichtig. Weitere Informationen zu dieser speziellen Thematik finden sich in den Büchern von Dr. John Lee, dem Verfechter von bioidentischen Hormonen, der 2003 leider verstorben ist. In seinem Buch *What your doctor may not tell you about breast cancer* beschreibt Dr. Lee z. B.:

„Ein übermäßiger Verzehr von Fast Food macht dick. Viel Körperfett und Bewegungsmangel führen zu Insulinresistenz. Insulinresistenz wiederum verursacht Heißhunger auf zuckerhaltige Kohlenhydrate, um Energie für den Körper zu gewinnen. Durch die erhöhte Zufuhr von Kohlenhydraten wird mehr Insulin freigesetzt, was eine weitere Gewichtszunahme zur Folge hat. Mehr

Fett führt zu höherem Östrogengehalt, was wiederum zu einer verfrühten Brustentwicklung und zu einem früheren Beginn der Menstruation führt. Eine früher einsetzende Menstruation bedeutet mehr Menstruationszyklen, sodass der Körper zu vielen Östrogenen, ohne den Ausgleich durch ausreichend Progesteron, ausgesetzt ist. Durch die steigenden Östrogenwerte erhöht sich das Brustkrebsrisiko".

Setzt man also Xylit statt Zucker auf den Speiseplan und verringert zugleich den Konsum von hoch glykämischen, raffinierten kohlenhydrathaltigen Lebensmitteln (wie Weißbrot, Nudeln, Kuchen), kann man damit dem Risiko vieler Erkrankungen vorbeugen.

Die Verdauung von Birkenzucker

Xylit wird von seiner biochemischen Struktur her als komplexes Kohlenhydrat verdaut und hat so günstigere Auswirkungen auf den Blutzucker und die Insulinausschüttung. Der Verdauungsprozess des Birkenzuckers beginnt bereits in der Mundhöhle. Der Birkenzucker vermischt sich schnell mit dem Speichel und den darin enthaltenen Verdauungsenzymen. Nach dem Schlucken kommt der Birkenzucker in den Magen. Der Magen sammelt die verzehrten Nährstoffe und leitet diesen in kleinen Portionen in bestimmten Intervallen an das Darmsystem weiter.

Im Dünndarm wird der Birkenzucker zu einem Drittel abgebaut und in Glukose umgewandelt. Zwei Drittel des Birkenzuckers werden nicht aufgenommen. Dieser Teil wird im Dickdarm durch Bakterien fermentiert. Dadurch entstehen kurzkettige Fettsäuren, die vom Organismus aufgenommen und in Energie umgewandelt werden.

Auswirkungen auf das Gewicht

Von Übergewicht (Adipositas) spricht man, wenn der Anteil der Fettmasse am Körpergewicht bei Frauen 30 Prozent und bei Männern 20 Prozent übersteigt. Übergewicht, zusammen mit Rauchen und Alkoholismus, ist die wichtigste Ursache für vermeidbare Erkrankungen und Todesfälle. In Deutschland ist laut Informationen des Statistischen Bundesamts jeder zweite Erwachsene übergewichtig.

- 47,8 Prozent der Erwachsenen haben einen BMI (Body-Mass-Index) über 25 und gelten damit als übergewichtig, davon sind 40 Prozent Frauen und 55,7 Prozent Männer.
- 14,8 Prozent der Kinder und Jugendlichen im Alter zwischen 2 und 17 Jahren gelten als übergewichtig, 6,1 Prozent davon leiden an krankhaftem Übergewicht, d.h. sie sind adipös (fettsüchtig).
- Insgesamt leben in Deutschland 1,7 Millionen übergewichtige Kinder, etwa 750 000 davon sind adipös. Kinder und Jugendliche aus sozial benachteiligten Familien haben ein höheres Risiko für Übergewicht.

Folgeerkrankungen des Übergewichtes sind z. B. Diabetes, Bluthochdruck, Hypercholesterinämie (zu hohe Cholesterinwerte im Blut), Verfettung der Leber, Herzinfarkt, Schlaganfall und vieles mehr. Das Gewicht im angemessenen Rahmen zu halten, ist daher viel weniger eine ästhetische Frage, sondern eher eine medizinische Notwendigkeit.

Gründe für Übergewicht sind oft eine übermäßige, fettreiche und hyperkalorische Ernährung, ein Mangel an körperlicher Aktivität, ein verlangsamter bzw. entgleister Stoffwechsel, beispielsweise verursacht durch einen gestörten Insulinhaushalt. Oft spielen auch genetische und psychische Faktoren eine

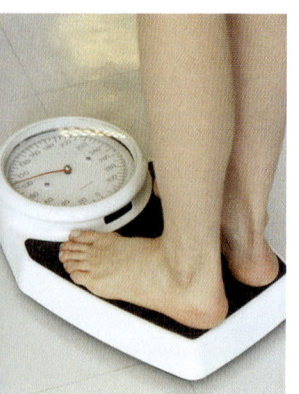

große Rolle. Im Vergleich zum Kristallzucker enthält Birkenzucker etwa 40 Prozent weniger Kalorien. Während der Kaloriengehalt des konventionellen Kristallzuckers 400 kcal pro 100 g beträgt, kommt Birkenzucker nur auf 240 kcal pro 100 g. Birkenzucker wirkt sich daher positiv auf das Körperfett aus: Eine Tieruntersuchung an Ratten konnte zeigen, dass regelmäßiger Verzehr von Birkenzucker den Blutfettgehalt und die eingelagerte Fettmasse reduzieren kann.

Verdauungsfördernde Wirkung

Gewisse Obstsorten wie Pflaumen werden gerne eingesetzt, wenn auf natürliche Weise bei Verstopfungen abgeführt werden soll. Für diese abführende Eigenschaft in Pflaumen und anderen Obstsorten ist das in Früchten vorkommende Xylitol verantwortlich. Xylitolhaltige Produkte bieten daher eine natürliche Alternative und können bei Verstopfung helfen. Die abführende Wirkung von xylitolhaltigen Produkten wird auch in der offiziellen Stellungnahme der *European Food Safety Authority* bestätigt (Quelle: *EFSA 2011*).

Übrigens: Eine langsame Verdauung bzw. eine träge Darmmotilität erlauben dem Organismus, viel aufzunehmen und einzulagern. Ist die Darmpassage hingegen beschleunigt, verbleibt die Nahrung nur eine begrenzte Zeit im Darm und kann somit auch nur in geringerem Maße aufgenommen werden. Das Risiko der Gewichtszunahme sinkt.

Reduziertes Hungergefühl

Wesentliche Auslöser von Hunger sind für den Menschen das individuelle Blutzuckerniveau und sein Insulinspiegel. Das Blutzuckerniveau wird von Rezeptoren in Leber und Magen an den

Hypothalamus im Zwischenhirn gemeldet, in dem sich ein Hungerzentrum und ein Sättigungszentrum befinden. Bei zu niedrigem Blutzucker werden Hungerreize ausgelöst. Im Gegensatz zu Kristallzucker, dessen Verzehr den Stoffwechsel kurzfristig mit Glukose überschwemmt, wird durch die Verdauung von Birkenzucker die Glukose dem Blut allmählich, gleichmäßig und stetig zugefügt. Der Blutzuckerspiegel wird damit stabil gehalten und die Insulinproduktion nicht belastet. Das fördert die Reduzierung des Hungergefühls.

Schutz vor Osteoporose

Studien an der Universität Oulu in Finnland zufolge soll Xylit auch an einer auffallenden Zunahme der Knochendichte im Körper beteiligt sein. Man hat herausgefunden, dass Xylit im Darm zusammen mit Kalzium sogenannte Komplexe bildet und dadurch die Aufnahme von Kalzium in den Körper erleichtert wird. Das könnte ein Indiz dafür sein, dass der „Zauber-Zucker" möglicherweise auch bei der Vorbeugung von Osteoporose (Knochenbrüchigkeit) Wertvolles bewirken kann.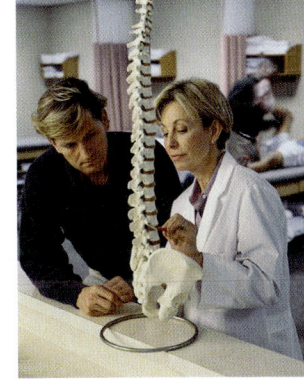

Bei Ratten im Labor hat das zumindest schon geklappt. Nachdem man ihnen die Eierstöcke entfernt hatte, nahm die Knochendichte zunächst ab. Nach der Gabe von Xylit konnte man wieder eine Zunahme der Knochendichte verzeichnen. Gleiches trifft für den Mineralstoffgehalt der Knochen zu. In einer weiteren Studie wurde beobachtet, wie der altersbedingte Knochenabbau bei älteren männlichen Ratten nach der Gabe von Xylit um 10 Prozent zurückging. An Menschen wurden solche Versuche allerdings bis jetzt noch nicht durchgeführt.

Ermutigt durch diese Studien wagten die finnischen Forscher eine Empfehlung: Sie schrieben als wirksame Dosis beim Menschen etwa 40 Gramm Xylit pro Tag vor, um unter anderem auch die Knochendichte zu verbessern. So scheint der Xylit-Konsum auch dem gesamten Knochensystem auf angenehme Weise etwas Gutes zu tun. Es ist zu hoffen, dass in Bälde weiterführende Studien hierzu durchgeführt werden.

Stärkt die Immunabwehr

Wie Dr. Peter J. D'Adamo in seinem Buch *4 Blutgruppen – 4 Strategien für ein gesundes Leben* (Piper 1998) schreibt, leiden fast vier von zehn Kindern unter sechs Jahren unter chronischen Ohrinfektionen (S. 260 ff.). Konventionell werden die schmerzhaften Ohrinfektionen mit Antibiotika behandelt. Bei chronischen Infektionen erweist sich diese Therapie dann oft als wirkungslos. Mehrere Studien haben gezeigt, dass in der Ohrflüssigkeit von Kindern, die immer wieder Entzündungen im Ohr haben, gewisse chemische Stoffe fehlen (sogenannte Komplemente), die für die Abwehr und Vernichtung von Bakterien wichtig sind. Mit zunehmendem Alter produziert der Körper diese Stoffe in ausreichender Menge – weshalb dann auch die Häufigkeit der Ohrentzündungen meist von alleine abnimmt.

Zuckerkonsum einschränken

Die einfachste Methode, die kindliche Immunabwehr zu steigern, so Dr. D'Adamo, besteht in einer Einschränkung des Zuckerkonsums. In zahlreichen Studien wurde belegt, dass Zucker das Immunsystem schwächt, die weißen Blutkörperchen träge macht und ihre Widerstandskräfte gegen eindringende Erreger senkt.

Dr. Lon Jones*, Arzt in Texas, versuchte mit Xylit-Nasenspray (mit 5 % Xylit) gegen Ohrinfektionen anzugehen. Er verzeichnete eine 93-prozentige Erfolgsquote bei Ohrentzündungen (Otitis) und Stirnhöhlenentzündungen (Sinusitis), wenn die Anwendung regelmäßig durchgeführt wurde. Das größte Problem bei der Studie mit den kleinen Patienten war, dass sie das Spray nicht regelmäßig anwendeten.

Hilfreich bei Asthma und Allergie

Dr. Jones vermutet, dass sich die Infektanfälligkeit der Nase bei langfristiger Anwendung mit Xylit immer weiter reduziert. Bei allergischen Reaktionen und Asthma kann die Anwendung über das Nasenspray erstaunliche Verbesserung erzielen. Asthma- und Allergiepatienten, die das xylithaltige Nasenspray regelmäßig anwenden, so berichtet Dr. Jones, benötigen dann keine weiteren Medikamente mehr. Das erklärt sich dadurch, dass Asthma, Sinusitis und Allergien sich oft durch Infekte über das Ohr entwickeln – im Atemwegsbereich liegt wohl vieles nahe beieinander!

Mittelohrentzündung ist bei Kindern weit verbreitet

Die akute Mittelohrentzündung ist eine häufige Erkrankung im Kindesalter, die bei Jungen häufiger auftritt als bei Mädchen. Sie ist eine vorwiegend eitrige, fieberhafte und schmerzhafte Entzündung des Mittelohres. Ursache sind in der Regel bakterielle Infekte, die oft durch Pneumokokken, Influenzabakterien (*Haemophilus influenzae*) und andere Bakterien ausgelöst werden.

Sich immer wiederholende Ohrentzündungen sind nicht nur schmerzhaft, sie stellen auch ein großes Gesundheitsrisiko dar.

---

* Weitere Informationen zu Dr. Jones finden Sie unter: *www.nasal-xylitol.com* und *www.commonsensemedicine.org*

Oft müssen kleine Schläuche mit einer Flüssigkeit in das Mittelohr des Kindes eingeführt werden, um den Infekt auszuspülen. Diese Methode hilft nicht nur gegen die Entzündung, sie steigert auch das Hörvermögen der Kinder. In den ersten beiden Lebensjahren, also in der Zeit, in der Kinder besonders häufig an diesen Ohrentzündungen leiden, entwickelt sich das Sprechen,

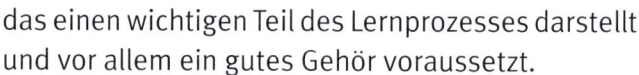

das einen wichtigen Teil des Lernprozesses darstellt und vor allem ein gutes Gehör voraussetzt.

Ist das Gehör durch eine Infektion oder Flüssigkeit im Ohr eingeschränkt, kann auch das Erlernen des Sprechens erschwert sein. Ein Wissenschaftler wies nach, dass wiederholte Mittelohrentzündungen, selbst wenn sie behandelt werden, in den ersten beiden Lebensjahren zu großen Beeinträchtigungen der Lesefähigkeit bis zum 9. Lebensjahr führen können. In einer weiteren Studie, in der die Kinder über einen längeren Zeitraum beobachtet wurden, stellte sich heraus, dass Kinder, die häufig von Mittelohrentzündungen betroffen sind, bis zum 18. Lebensjahr deutliche Probleme im Lern- und Sozialverhalten zeigten.

Schutz vor Mittelohrentzündung

Virale Infektionen der oberen Luftwege sind häufig Wegbegleiter der Otitis. Die Bakterien gelangen von der Nase über die Ohrtrompete (die die Nase mit dem Ohr verbindet) ins Mittelohr. Als Folge einer Mittelohrentzündung können Hörminderung und andere Ohrschäden auftreten. Daher kommt der Vermeidung und der Therapie von Mittelohrentzündungen eine wichtige Bedeutung zu.

Studien haben gezeigt, dass Xylitol das Risiko an einer Mittelohrentzündung zu erkranken, deutlich reduzieren kann, weil der Birkenzucker das Wachstum von Pneumokokken und Haemophilus influenzae hemmt. Er bietet keine Energiequelle für diese Bakterien und reduziert ihre Bindungsfähigkeit an menschliche Epithelzellen.

Die Rate der Kinder, die an Mittelohrentzündung erkrankten, sank bei Versuchen mithilfe von Xylitol um 40 Prozent, anhaltende Beschwerden wurden erheblich reduziert. Xylitol kann somit effektiv gegen akute Mittelohrentzündungen eingesetzt werden.

Auch bei der akuten Mittelohrentzündung spielt die Übertragung pathologischer Keime von den Eltern auf ihre Kinder eine wichtige Rolle. Wie schon bei der Keimübertragung von Kariesbakterien kann auch bei der akuten Mittelohrentzündung der regelmäßige Verzehr von Birkenzucker eine Reduktion der Keimübertragung bewirken und somit zu einer Abnahme der Mittelohrentzündungen führen.

Weitere Xylit-Anwendungen für die Gesundheit

Bevor die positive Wirkung von Xylit auf die Zahngesundheit entdeckt wurde, hatte sich der Zuckerstoff in einigen Ländern bereits seit Jahren in der Diabetikerdiät (in den 1960er-Jahren in der Sowjetunion) und in der Infusionstherapie (in Deutschland) bewährt. Vor etwa 40 Jahren wurde Xylit in Japan zur Behandlung des diabetischen Komas und in der Gewichtsreduzierung (wegen seiner Fettmobilisierungseigenschaften) getestet. In China wurde der Stoff für verschiedene medizinische Zwecke eingesetzt. Einige Beispiele sind im Folgenden aufgelistet. Die Anwendungen setzen relativ große tägliche Xylitmengen voraus.*

---

* Genauere Informationen zu diesen Studien mit weitergehenden Quellenangaben finden sich im Buch *Der Einsatz von Xylit in der Kariesprophylaxe* von Prof. Kauko Mäkinen (epd Praxisverlag, Heidelberg 2003).

Xylit ...

- ist geeignet für eine Infusionstherapie bei gestörter Glukose-toleranz und Insulinresistenz. Xylit funktioniert wie eine Energiequelle, die keine Insulinbildung auslöst. Es ist also insulinunabhängig, d. h. es wird vom Körper verstoffwech-selt, ohne dass Insulin dafür benötigt wird. Biochemisch gesehen hat Xylit mehrere (mindestens drei) Pfade in den Stoffwechsel bei der Infusionstherapie. Zum Vergleich: Sor-bit hat nur einen solchen Stoffwechselweg (Auf-, Ab- und Um-bauprozess in Zellen).

- hat einen Protein- und Vitamin-B-Spareffekt: Integriert man Xylit in die Ernährung, scheint dies die Proteinsynthese und die Absorption bestimmter Vitamine zu verbessern.

- verlängert die Haltbarkeit roter Blutkörperchen bei der Kon-servierung.

- kann per hypertonische Xylitlösung Geschwüre (z. B. Magen-geschwüre) reduzieren.

- kann die Gehörschwellenwerte bei Patienten mit Menière-Krankheit heraufsetzen.

- beugt Vitamin-A-Mangel vor durch Erhöhung des Levels der Retinal-bindenden Proteine.

- reduziert das Auftreten von Leber- und Gallengangstörungen.

- reduziert nicht nur die Ansiedlung von *Candida albicans*, son-dern auch von weiteren schädlichen Darmbakterien, ein-schließlich *Helicobacter pylori*, der an Zahnfleischerkrankun-gen, Magen- und Zwölffingerdarmgeschwüren und sogar an Magenkrebs beteiligt sein kann.

Xylit ist übrigens auch hilfreich für die Lebensmittelindustrie: So können beispielsweise einweißhaltige, in Vakuum ver-packte Lebensmittel (z. B. Wurstaufschnitt) ihre frische Optik behalten, wenn sie mit einer Mischung aus Vitamin C, Xylit und

Nicotinamiden behandelt werden. Der Zusatz von 0,5 Prozent Xylit zu den Kulturen verschiedener Lebensmitteln verderbender Mikroorganismen hemmt das Wachstum dieser Organismen entscheidend. Hintergrund ist wahrscheinlich die Pentitnatur des Xylits mit seinen fünf Kohlenstoffatomen.

Noch mehr positive Ergebnisse

Dr. Lon Jones berichtet als Mitautor im Buch *Xylitol – An Amazing Discovery for Health* (Woodland Publishing, USA 2007) über den Einsatz von Xylit bei verschiedenen Beschwerden, die er als Mediziner selbst miterlebt hat. Hier ein Auszug seiner Eindrücke und Tipps aus der Praxis.

Akne: Hier kann eine erhebliche Verbesserung erzielt werden, wenn das Gesicht regelmäßig mit Xylitol gereinigt wird. Tipp: Ein Teelöffel Xylit mit etwa 150 ml Flüssigseife mischen und regelmäßig anwenden.

Allergien: Viele Symptome verschwinden, wenn die Nase regelmäßig mit Xylit-Nasenspray behandelt wird.

Asthma: Dr. Jones erzählt: „Eines Tages klingelte unsere Briefträgerin an der Tür. Sie wollte wissen, ob wir das Xylit-Nasenspray entwickelt hätten, das ihr Ehemann benutzt. Wir bestätigten dies und sie bedankte sich bei uns. Ihr Mann litt an Asthma und diese Krankheit hatte jahrelang ihr beider Leben bestimmt. Seit er das Xylit-Spray benutzte, gingen die Beschwerden immer weiter zurück. Heute kann das Paar verreisen und wieder viele Dinge tun, ohne ständig auf die Krankheit Rücksicht nehmen zu müssen. Sie sagte: ‚Wir haben unser Leben zurückerhalten'. Und das war doch wirklich einfach! Vier bis fünf Mal täglich sollte das Xylitol-Spray benutzt werden."

Bronchitis: Bronchitis wird sehr häufig durch einen bakteriellen Infekt im Nasen-Nebenhöhlenbereich ausgelöst. Wer anfällig ist für wiederkehrende Bronchitis, sollte vier bis fünfmal täglich mit dem Xylit-Spray sprühen – so kann man Bronchitis sehr gut vorbeugen. Gut kombinierbar sind im Krankheitsfall Produkte mit Efeublätterextrakt. Efeublätter fördern die Schleimlösung und die Verflüssigung von Bronchialsekreten.

Candida-Infektion: Der Verzehr von Xylit hilft dabei, Mundinfektionen mit Candida einzudämmen; im Gegensatz zu vielen Zuckersorten, die die Infektion sogar noch weiter anheizen. Ganz wichtig ist, bei Candida neben der speziellen Diät auch keine gesüßten Getränke zu sich zu nehmen, nur Wasser und Tee oder andere zuckerfreie Getränke.

Verstopfung: Wer häufig unter Verstopfung leidet, sollte darauf achten, ausreichend zu trinken, und seine Getränke öfter mit Xylitol süßen. Der Zuckerstoff fördert die Verdauung ganz automatisch und ist eine leckere sowie kostengünstige Alternative zu Abführmitteln (die eventuell auch noch Nebenwirkungen mit sich bringen).

Mundwinkelrisse werden häufig durch eine Pilzinfektion in den Mundwinkeln verursacht. Das regelmäßige Kauen von Xylitol-Kaugummi unterstützt die Heilung.

Krebsvorbeugung: Künstliche Süßstoffe wie Aspartam oder Saccharin, die möglicherweise große gesundheitliche Risiken mit sich bringen, sollte man unbedingt vom Speiseplan streichen. Xylit in der Küche ist eine gute, nebenwirkungsfreie Alternative – mit jeder Menge erwünschter Begleiterscheinungen, beispielsweise der Immunstärkung.

Influenza: Auch der „echten" Grippe kann man sehr gut durch die regelmäßige Gabe von Xylit vorbeugen. Die Kombination aus Xylit-Nasenspray und die Xylit-Spülung der Nase mit einem Nasenkännchen oder einer Nasendusche wirkt hier besonders gut. Die regelmäßige Anwendung empfiehlt sich immer zur kalten Jahreszeit, wenn die Grippe umgeht.

Blähungen entstehen im Darm durch bakterielle Fäulnisprozesse bei der Verdauung. Xylit reduziert die Nahrung der Bakterien und die Gasbildung. Kaugummi, Bonbons oder Backwaren mit Xylit helfen ebenfalls bei diesem Problem. Zusätzlich sollte man probiotische Mittel zur Regulierung der Darmflora einnehmen.

Herzprobleme: Alles in unserem Körper ist miteinander verbunden. So hat das Herz auch einen Bezug zu unserem Atemtrakt. Infekte im Mund- und Nasenbereich sind oft nur der Anfang, viele Belastungen ziehen von dort aus weite Kreise. Wenn die beiden Eingangstüren für Bakterien (Mund und Nase) durch die Anwendung von Xylit regelmäßig sauber gehalten werden, sind auch die anderen Organe, wie das Herz, besser geschützt. Das Risiko für Herzinfarkt und Schlaganfall reduziert sich beeindruckend. Gut geeignet zur Vorsorge sind Kaugummi, Bonbons und Süßwaren mit Xylit sowie der generelle Einsatz von Xylit in der Küche.

Immunsystem: Xylit beeinflusst das Immunsystem positiv und scheint Untersuchungen zufolge die Aktivität der weißen Blutkörperchen anzuregen, die die Aufgabe haben, Bakterien zu bekämpfen (Quelle: Marja Renko, in: *BMC Microbiology,* *11.05.2008*).

Nasenpolypen kann man durch regelmäßige Xylit-Behandlungen mit Spray, Nasenkännchen oder Nasendusche und durch Xylit in der Ernährung gut vorbeugen und – wenn sie schon vorhanden sind – sogar etwas zum Schrumpfen bringen.

Lungenentzündung: Infektionen im Atemtrakt sind eine häufige Ursache von Lungenentzündungen, vor allem bei Kleinkindern. Manchmal entwickelt sich aus diesen Infektionen Asthma. Deshalb ist es ratsam, regelmäßig mit einem Xylit-Nasenspray vorzubeugen (4 bis 5 Mal täglich).

Tinnitus ist ein immerwährendes Klingeln in den Ohren und hat viele Ursachen. Oft steckt auch eine frühere, nicht ganz ausgeheilte Mittelohrentzündung dahinter. Das regelmäßige Sprayen und Spülen mit Xylit reduziert den Infekt und die Ohrgeräusche.

Wunden: Wunden heilen normalerweise von selbst. Doch bei Diabetes oder Durchblutungsstörungen ist die Heilung nicht möglich oder sehr erschwert. Manchmal muss operiert und sogar amputiert werden (diabetischer Fuß). Dr. Randy Wolcott, ein Wundspezialist im texanischen Lubbock, machte den Versuch. Er kombinierte Xylit mit dem Immunstimulator Lactoferrin und konnte dadurch seine Heilungsrate bei schlecht heilenden Wunden von 65 auf 77 Prozent steigern. Im Internet finden sich weitere Informationen: *www.woundcarecenter.net*

Wer kann Xylit einnehmen?

Xylit ist ein natürliches Kohlenhydrat. In den Mengen, die für die Prävention von Zahnkaries notwendig sind (also weniger als 15 Gramm täglich), ist Xylit im Prinzip für alle gesunden Menschen gesundheitlich unbedenklich, schreibt Kauko K. Mäkinen in seinem Buch *Der Einsatz von Xylit in der Kariesprophylaxe*. Alle Studien, bei denen Xylit entweder als Zuckeraustauschstoff oder als kleiner Zusatz zur Ernährung gegeben wurde, zeigten eine drastische Verminderung neuer Karies.

Bei Menschen, deren Kariesbakterien gegen jede Maßnahme resistent zu sein scheinen, hilft der Birkenzucker insoweit, dass er einen dämpfenden Effekt auf entzündliche Parodontalerkrankungen hat. Xylit ist also für alle Personen geeignet, die ihre Mundgesundheit verbessern wollen.

> Birkenzucker kann nach einer Eingewöhnungsphase von vier bis fünf Wochen ohne Einschränkungen angewendet werden. Die heilsamen, wohltuenden Wirkungen kann Xylit jedoch nur bei langfristiger und regelmäßiger Anwendung entfalten.

Im Folgenden werden Verbraucher- und Patientengruppen beschrieben, die besonders von der Xylit-Anwendung profitieren können.

1. *Kleinkinder*
   Sobald die ersten Zähnchen durchbrechen, können zur Vorbeugung von Karies kleine Mengen eines Xylitsirups oder einer Xylitlösung mit einer Pipette in den Mund gegeben werden. Alternativ kann man mit einem in Xylit getränkten Wattestäbchen sanft über Zähne und Zahnfleisch reiben. Ab dem Alter von drei Jahren können Kinder kleine, runde und brüchige Xylit-Pastillen und Kaugummis anzuwenden – natürlich immer im Beisein der Eltern.

   – Kleinkinder, die regelmäßig Xylit anwenden, sind viel seltener von Mittelohrentzündungen betroffen. So bleibt ihnen auch eine häufige Antibiotikagabe erspart.

   – Bei der Gabe von Xylitprodukten an kleine Kinder sollten kräftige Aromen vermieden werden; bevorzugt werden angenehm schmeckende Produkte mit hohem Xylitgehalt (65 bis 98 Prozent); den Stoff Sorbit sollte man meiden.

2. *Vorschulkinder*
   In diesem Alter können systematische Xylitprogramme gestartet werden. Geeignete Xylitprodukte hierfür sind Kaugummi, Lutschtabletten, Pastillen und Zahnpasta. Optimal ist es, Xylit schon vor dem Durchbruch der ersten bleibenden Zähne (ab etwa 5 bis 12 Jahre) zu geben.

3. *Schulkinder und Teenager*
   Die bleibenden Zähne sind hier meist schon durchgebrochen, die Weisheitszähne folgen einige Jahre später. Es gelten die gleichen Dosierungsempfehlungen für die Anwendung von Xylit wie bei Erwachsenen.

4. *Erwachsene und ältere Menschen*
   Um die natürlichen Zähne möglichst lange zu erhalten, besteht ein erhöhtes Kariesrisiko auch im Erwachsenenalter. Xylitkaugummi und Xylitpastillen können Wurzeloberflächenkaries vorbeugen. Bei älteren Menschen kann sich die Zahngesundheit durch Xylitkaugummi erheblich verbessern.

5. *Kieferorthopädische Patienten*
   Diese Gruppe hat meist ein erhöhtes Kariesrisiko; hilfreich sind xylithaltige Kaugummis, Pastillen und Bonbons. Es gibt Produkte, die nicht an den kieferorthopädischen Apparaturen kleben (z. B. Zahnspangen, Brücken und Kronen) und sie nicht beschädigen.

6. *Menschen mit anderen Zahnerkrankungen*
   Wer nicht gerne zur Zahnsteinentfernung beim Zahnarzt geht, kann diese Behandlungstermine durch regelmäßigen Xylitverzehr deutlich reduzieren. Auch bei Personen, die Brücken, Teil- oder Vollprothesen, Implantate oder Spangen tragen, wird die Mundhygiene durch den Xylitkonsum deutlich erleichtert.

7. *Sportler*
   Das regelmäßige Trinken von Fitnessgetränken, die oft viel Säuren und fermentierbare Zuckerarten (Saccharose, Glukose, Fruktose) enthalten und sehr niedrige ph-Werte haben, kann für den Körper belastend sein. Xylithaltige Kaugummis und Pastillen können hier gegensteuern, die Säuren regulieren und den ph-Wert ausgleichen.

8. *Schwangere*
   Die regelmäßige Anwendung von Xylitkaugummi durch die Mutter reduziert das Risiko des Babys, später Karies zu bekommen. Die Xylitgabe sollte hier bereits in den ersten Monaten beginnen. Auch die Zähne der Mutter werden so vor Karies geschützt und einer Reinfektion durch *Streptococcus mutans* wird vorgebeugt.

9. *Menschen mit Behinderungen und in Pflegesituationen* können verschiedene Schwierigkeiten haben (z. B. eine verminderte manuelle Geschicklichkeit), um für ausreichende Mundhygiene zu sorgen. Gleiches trifft auch öfters für Krankenhauspatienten und Bewohner von Pflegeheimen zu. Diverse Xylitprodukte wie Pulver und Drops vereinfachen diese Abläufe.

10. *Diabetiker*
    Xylit ist ein Zuckeraustauschstoff mit niedrigem glykämischen Index und eignet sich daher hervorragend als Süßungsmittel in der Diabetikerdiät.

    – Xylit hat keine bekannten nachteiligen Wirkungen auf das Zentralnervensystem, auf die Hormonproduktion und die Neurotransmitter.

    – Xylit ist antiketogen, d. h. er reduziert den Level freier Fettsäuren im Serum.

    – Xylit verbessert die Absorption von B-Vitaminen und Kalzium.

11. Refluxpatienten

Beim Reflux fließt unvollständig verdaute Nahrung zurück. Diese Flüssigkeit enthält Magensäure mit einem sehr niedrigen ph-Wert. Häufiger Reflux kann die Zähne schädigen. Xylit kann nicht den Reflux ändern, aber die Folgen für die Zähne abmildern.

12.Feinschmecker und Genießer

Personen, die besonders häufig saure Lebensmittel wie Salatsoßen, Zitrusfrüchte und säurehaltige Gerichte verzehren, können langfristig dadurch ihre Zähne schädigen. Xylit lindert die Zahnerosion.

Erfolgreiches Xylit-Programm für gesunde Erwachsene (nach Prof. Mäkinen)
- Kleine Mengen Xylit mehrmals täglich einnehmen
- Zuckerfreie Produkte mit hohem Xylitgehalt verwenden (optimal zu 100 % mit Xylit gesüßt)
- Xylit mindestens 3-mal täglich einsetzen, besser 5-mal
- Xylit umgehend nach zucker- und stärkehaltigen Mahlzeiten und Snacks konsumieren
- Zusätzliche Prophylaxe auch vor den Mahlzeiten

Tiere müssen verzichten

Für manche Tiere (u.a. Hunde, Kaninchen, Ziegen, Rinder) ist Xylit gefährlich. Ihnen fehlt ein wichtiges Enzym in der Leber, mit dessen Hilfe der Birkenzucker abgebaut werden kann. Die Leber kann dadurch schweren Schaden nehmen. Xylit provoziert bei den Tieren außerdem eine hohe Insulinausschüttung, die den Blutzuckerspiegel übermäßig senkt.

Die Einnahme von Xylit kann für Hunde schon in geringen Dosen (5 Gramm) tödlich sein. Als Sofortmaßnahme hilft eine Zuckerlösung. Die Wirkung tritt etwa 30 Minuten nach der Aufnahme größerer Mengen xylithaltiger Süßwaren ein. Erste Symptome sind Schwäche, Verlust der Koordinationsfähigkeit und Krämpfe. Es ist dann unbedingt erforderlich, dass der Hund sofort von einem Tierarzt behandelt wird.

Tipp: Hunde-, Ziegen- und Rinderhaltern dürfte bekannt sein, dass auch Schokolade mit normalem Zucker nicht in deren Stoffwechsel gelangen darf.

Produkte mit Xylit:
was für wen und wie viel?

Xylit gibt es in verschiedenen Darreichungsformen. Als Pulver, Kaugummi, Zahncreme, Lutscher, Pastillen, Bonbons.

Xylit-Pulver ist bislang die häufigste Form, die man über den Handel (Internet, Bioläden, Reformhäuser) beziehen kann. Hier gibt es viele verschiedene Anbieter und auch Qualitäten. Beim Kauf sollte man darauf achten, dass das Produkt zu 100 Prozent pflanzlich, gentechnikfrei und insgesamt auch frei von chemischen Zusätzen ist. Es gibt auch zertifizierte Xylitprodukte mit 100-prozentiger Qualitätsgarantie. Ein kleiner Tipp: Optimal ist es, vor der Xylit-Anwendung die Zähne mit der Zahnbürste zu putzen und mit Zahnseide die Zahnzwischenräume zu säubern. Danach mit Xylitpulver spülen, wie im Folgenden beschrieben.

Xylit zur Mundpflege: Einen halben bis ganzen (je nach Geschmack) Teelöffel Xylitpulver nach jeder Mahlzeit in den Mund nehmen. Im Speichel löst sich das Pulver schnell auf. Jetzt die entstandene Flüssigkeit möglichst gleichmäßig im Mund hin und her bewegen, das Ganze einige Minuten (mindestens 2 Minuten lang) durchführen, dann ausspucken. Bitte nicht mit Wasser nachspülen und wenn möglich danach 30 Minuten lang nichts trinken.

Kaugummi mit Xylit ist eine gute Variante für die Reinigung zwischendurch und insbesondere zur Vorbeugung von Karies. Durch den ständigen Kauvorgang wird im Mundraum stetig Speichel gebildet, der dann infolge der Bewegungen durch Zwischenräume und auch schlecht zugängliche Stellen der Zähne gezogen wird. So kann der Zuckerstoff optimal wirken. Der vermehrte Speichelfluss, der durch das Kaugummikauen entsteht, stärkt zusätzlich die natürliche Abwehr der Mund-

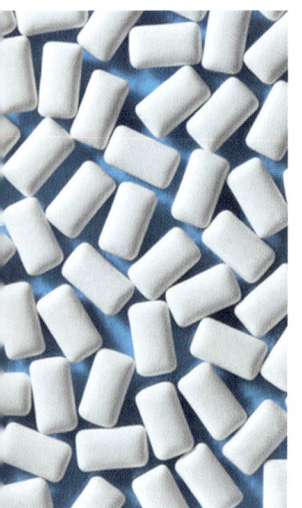

höhle. Für die optimale Wirkung sollte man beim Kauf darauf achten, dass die Kaugummis zu 100 Prozent aus Xylitol bestehen und keine anderen Süßstoffe enthalten. Xylitkaugummi sollte man mindestens 5 Minuten, besser 10 bis 15 Minuten kauen, um seine Wirkung und die des vermehrten Speichelflusses voll auszunutzen. Am besten also nach jeder Mahlzeit einen Xylitkaugummi kauen und gerne auch zwischendurch – fünfmal täglich ist am besten.

Xylit in Bonbons, Drops, Pastillen oder Lutschern sind eine gute Alternative für Kinder und für Perso-nen, die keinen Kaugummi mögen oder ihn aus zahntechnischen Gründen nicht benutzen können. Hier gibt es besonders viel Abwechslung in den Geschmacks-richtungen, was die häufige Einnahme attraktiver macht. Auch hier gilt: Die regelmäßige, tägliche Anwendung beugt Karies am besten vor.

Xylithaltige Süßigkeiten, Kaugummis, Drops oder Bon-bons gibt es von vielen Herstellern in diversen Zu-sammensetzungen. Hier sollte man darauf achten, dass

viel Xylit enthalten ist und dass es das einzige Süßungsmittel ist. Eine Mixtur von Xylit mit z. B. Sorbit oder Aspartam ist nicht so gut verträglich.

Zahnpasta mit Xylit hat zwei Vorteile: Der Süßstoff eignet sich
gut als Bindemittel und er hilft gleichzeitig, das Wachstum des
Bakteriums *Streptococcus mutans* (Auslöser von Karies) zu
unterdrücken. Studien belegen, dass diese Zahnpasta bei regelmäßiger Anwendung Zahnbelag und Karies reduziert bzw. unter-
drückt. Bei einer Studie mit Kindern im Alter zwischen 8 und
10 Jahren in Südamerika stellte sich heraus, dass die zweimal
tägliche Verwendung einer xylithaltigen Zahnpasta den Karies-
befall um 12,3 Prozent senkte. Xylitzahnpasta empfiehlt sich
zusätzlich zum Anti-Karies-Programm mit Pulver und/oder Kaugummis, Drops u. a.

Xylit-Nasenspray kann man fertig kaufen oder selbst herstellen. Wer seine Nase regelmäßig mit einem xylitolhaltigen Spray
befeuchtet, verringert die Anzahl gefährlicher Bakterien, befeuchtet die Nasenschleimhaut und regt die natürliche, schützende Reinigungsfunktion der Nase an. Allergie- und Asthma-
beschwerden, die durch Umweltverschmutzungen oder nasale
Störfaktoren ausgelöst werden, können durch eine saubere
Nase gelindert werden.

Aktuelle Studien zeigen, wie Bakterien sich an die Körperzellen heften und so Infektionen verursachen. Einige Zucker, wie
Xylitol, können in diese Anbindung eingreifen, indem sie die
Anheftung der größten infektionsverursachenden, in der Nase
lebenden Bakterien blockieren. Dies ist geeignet als ergän-
zende Therapie bei verschiedenen Atemwegserkrankungen und
Allergien.

> Nasenspray selbst herstellen: Besorgen Sie sich in der Apotheke ein Fläschchen mit 10 ml isotonischer Natriumchloridlösung (Kochsalz). Oder stellen Sie selbst eine Lösung auf Vorrat her, indem Sie zwei Gramm bzw. 1/2 TL Kochsalz auf 200 ml abgekochtes Wasser geben. Sie brauchen eine leere (vielleicht gebrauchte) Flasche mit Sprühaufsatz, die Sie gründlich reinigen. Dann füllen Sie die Lösung und etwa 2 Gramm Xylit hinein. Die fertige Mischung hält sich etwa eine Woche lang.

Inzwischen gibt es auch Lebensmittel, die mit Xylit gesüßt sind und die man auf den täglichen Speiseplan setzen darf, wie Xylit-Schokolade, Pralinen mit Xylit, Vanillezucker, Gelierzucker, Ketchup, Senf, Nuss-Nugat-Creme, Trinkschokolade … Auch hier gilt: Xylit sollte das einzige enthaltene Süßungsmittel sein.

Zuckeraustauschstoffe

Süßungsmittel können grob in zwei Gruppen eingeteilt werden: in synthetische Intensivsüßstoffe und in natürliche, kalorische Substanzen wie Xylit.

Zu den am häufigsten verwendeten Stoffen der ersten Gruppe gehören Cyclamat (Natriumsalz), Saccharin (Natriumsalz), Aspartam (Nutrasweet) und Acesulfam-K. In einigen Ländern bestehen Beschränkungen im Einsatz von Saccharin und Cyclamat.

Die Tabelle auf der folgenden Seite zeigt Beispiele für Süßungsmittel, gruppiert nach dem Kaloriengehalt. Die Zahlen für die Süßkraft sind Annäherungswerte und dienen dem Vergleich mit Zucker bei einer Süßkraft von 1,0.

Neue Süßungsmittel werden ständig in Laboratorien synthetisiert und in der Natur entdeckt. Jeder neue Süßstoff muss gründlich, oft jahrelang, auf mögliche schädliche Wirkungen untersucht werden, bevor er zugelassen werden kann. Bei Xylit und auch bei Erythritol (vgl. folgendes Kapitel) hat dies mehr als zehn Jahre gedauert.

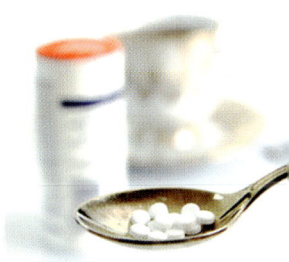

Süßungsmittel	Süßkraft	Anmerkungen
Kalorische Substanzen		
Saccharose	1,0	Disaccharid (Zweifachzucker) aus Glukose und Fruktose
Glukose	0,7	Monosaccharid (Einfachzucker)
Fruktose	1,2–1,5	Monosaccharid; Fruchtzucker
Palatinose	0,4–0,5	Disaccharid; kleine Mengen kommen in Honig vor
Palatinit	0,4–0,5	Mischung aus zwei Disaccharid-Zuckeralkoholen
Erythrit	0,6–0,7	Zuckeralkohol des Tetrittyps (4 Kohlenstoffatome)
Xylit	1,0	Zuckeralkohol des Pentittyps (5 Kohlenstoffatome)
Sorbit	0,5–0,6	Zuckeralkohol des Hexittyps (6 Kohlenstoffatome)
Mannit	0,4–0,6	Zuckeralkohol des Hexittyps (6 Kohlenstoffatome)
Maltit	0,7–0,9	Disaccharid-Zuckeralkohol, hergestellt aus Milchzucker (Laktose)
Intensivsüßstoffe (kalorienfrei)		
Saccharin (als Natriumsalz)	450	in einigen Ländern verboten, Karzinogenität nicht geklärt
Cyclamat (als Natriumsalz)	35	in den USA verboten, zugelassen in einigen anderen Ländern
Aspartam („Nutrasweet")	100–200	derzeit weit verbreitet, teilweise umstritten unter Wissenschaftlern
Acesulfam (als Kaliumsalz)	200	derzeit weit verbreitet

Quelle: Prof. Kauko Mäkinen: *Der Einsatz von Xylit in der Kariesprophylaxe*, Heidelberg: pdv Praxisverlag 2003, S. 28.

Erythritol – ähnlich und doch anders

Erythritol ist auch ein Zuckeraustausch-Produkt, das in letzter Zeit häufig im Gespräch und zunehmend im Handel erhältlich ist. Erythritol ist ebenso wie Xylit ein Zuckeralkohol. In geringen Mengen findet man ihn in Obstsorten wie Birnen und Trauben, in Pilzen, in fermentierten Lebensmitteln wie Reiswein und Soja – und sogar in Käse. Gewonnen wird der Stoff durch Fermentierung. Auch Joghurt, Käse oder Wein werden so hergestellt.

Erythritol bindet im Körper freie Radikale und wirkt daher wie ein Antioxidantium.

Erythritol ist, ähnlich wie Xylit, ein weißes Pulver und schmeckt zuckerverwandt. Biochemisch sind die beiden Stoffe aber verschieden: Im Gegensatz zu Xylit, der aus fünf Kohlenstoffatomen besteht, ist Erythritol aus vier Kohlenstoffatomen aufgebaut, was wieder andere biochemische Wirkungsweisen mit sich bringt.

Zum Aufbau und Verbrauch von Xylit gibt es bisher gründlichere und stabilere Forschungsergebnisse für den Markt – was aber nicht so bleiben muss.

Die Süßkraft von Erythritol beträgt, im Vergleich zu Haushaltszucker, nur 70 Prozent, sie ist also geringer als die von Xylit. Dafür beeinflusst Erythritol den Blutzuckerspiegel und die Ausschüttung von Insulin so gut wie gar nicht, das macht ihn vor allem für Diabetiker besonders wertvoll.

Im Vergleich zu anderen Zuckeralkoholen wie Sorbit oder Maltit und auch Xylit ist Erythritol besonders gut verdaulich. Nach dem Verzehr wird der Stoff nämlich fast ganz (zu 90 Prozent) über den Magen und den Zwölffingerdarm aufgenommen – daraufhin erfolgt die Ausscheidung über die Nieren. So gelangt er also nicht in den Dickdarm, wo er von Bakterien vergoren werden würde. Die sonst für Zuckeralkohole üblichen Nebenwirkungen (Gasbildung, Durchfall, Blähungen) sind daher stark reduziert. Als einziger Zuckeralkohol wirkt Erythritol deshalb nicht abführend. Der glykämische Index ist übrigens gleich Null!

Trotzdem müssen Produkte, die Erythritol enthalten, mit dem Begriff „kann bei übermäßigem Verzehr abführend wirken" gekennzeichnet werden, da die EU diese Vorschrift für alle Zuckeralkohole festgelegt hat. Streng genommen ist Erythritol zwar ein Kohlenhydrat, im Gegensatz zu anderen Zuckern wird es vom Körper aber nicht in Energie umgewandelt. Daher ist er geeignet für Personen, die sich kohlenhydratarm ernähren möchten. Erythritol ist auch bei einer erworbenen Fruktose-Intoleranz geeignet.

Derzeit wird Erythritol häufig als Trägersubstanz bei Stevia-Extrakt oder in Mischungen mit Stevia-Pulver angeboten, damit der etwas bittere Geschmack der Heilpflanze verbessert wird.

Der Zuckeralkohol wurde erstmals 1849 von John Stenhouse entdeckt, einem schottischen Chemiker, der den Stoff aus Flechten isolierte. Doch obwohl es nach dieser Entdeckung bereits zahlreiche Untersuchungen zu Erythritol gab, dauerte es doch mehr als 150 Jahre, bis Erythritol wieder aus der Versenkung auftauchte und nun in wachsendem Umfang als Zuckeraustauschstoff verwendet wird.

Damit kam es zwar später auf den Weltmarkt als Xylit oder Stevia, entdeckt wurde Erythritol aber viel früher. Seit 1990 wird es in Japan verkauft, seit 1997 in den USA. In der EU konnte der

Zuckerstoff damals nicht gehandelt werden, da es, wie auch Stevia, unter die sogenannte „Novel-Food-Verordnung" fiel. Diese gibt vor, dass ein Lebensmittel nicht als solches beworben und vertrieben werden darf, bevor es nicht einen langwierigen Prüfungsprozess durchlaufen hat und danach ausdrücklich zugelassen wird. Mehr als zehn Jahre haben diese Prüfungen gedauert, ähnlich wie bei Xylit. Vor Kurzem wurde Erythritol als E 968 offiziell zugelassen. Es darf nun hierzulande als Lebensmittel bzw. Zuckeraustauschstoff verkauft werden und ist erhältlich in Apotheken, Reformhäusern, Gesundheitsläden, gut sortierten Supermärkten und natürlich in zahlreichen Internetshops.

Erythritol ist ...
- besonders geeignet für Diabetiker, Menschen mit kohlenhydratarmer Ernährung und Candida-Betroffene,
- zahnfreundlich (ähnliche Wirkung wie Xylit),
- hat einen kühlenden Effekt, was vorteilhaft bei z. B. Sorbets und Eis ist,
- sehr gut kombinierbar mit anderen Zuckern und ist gut wasserlöslich.

Herstellung von Xylit

Klassisch wird Xylit durch chemische Modifikation von Xylanen (Holzgummi) über den Holzzucker (Xylose) gewonnen, der in den Holzabfällen der Papier-Industrie vorhanden ist.

Xylose kommt in vielen Pflanzen vor, z. B. in Birkenholz, Buchenholz, Stroh, Maiskolben, Kokosnüssen und auch in Früchten wie Pflaumen, Erdbeeren und Himbeeren, wobei der Anteil oft weniger als 1 Prozent der Trockenmasse beträgt. Die industrielle Herstellung ist sehr aufwendig. Xylit ist dementsprechend ein vergleichsweise teurer Zuckeraustauschstoff.

Mehrere Hersteller nutzen nach wie vor Laubhölzer wie Birke oder Buche als Ausgangsstoff. Häufiger erfolgt die Gewinnung heute aber aus Resten von Maiskolben nach dem Abernten der Maiskörner.

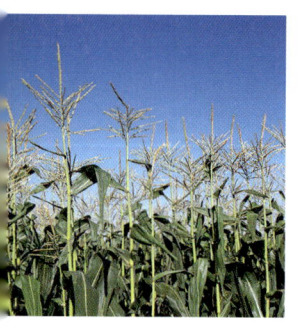

Je nachdem, wo Xylit hergestellt wird, ist dabei die Verwendung von gentechnisch verändertem Mais möglich, vor allem wenn die Rohstoffe aus den USA oder Argentinien importiert wurden. In der EU wird auf vergleichsweise kleinen Flächen gentechnisch veränderter Mais angebaut, der jedoch nicht als Rohstoff für Lebensmittel verwendet wird. Zutaten aus einigen genveränderten Maissorten sind in der EU aber zugelassen.

In diesem Zusammenhang ist folgende Information wichtig: Zusatzstoffe auf der Basis von Stärke sind kennzeichnungspflichtig, wenn sie unmittelbar aus gentechnisch veränderten

Pflanzen (z. B. Mais) hergestellt werden. Ob dieses auch auf Xylit zutrifft, das in mehreren Verarbeitungsschritten aus Stärke bzw. Glukose hervorgeht, ist rechtlich leider bisher nicht eindeutig geklärt.

In diesem Sinne sollte man beim Kauf von Xylit-Produkten also immer Wert legen auf gute Qualität und gesunde Herstellungsverfahren. Immerhin ist in Deutschland ausschließlich die Einfuhr von reinem Xylit (also keine Mischungen mit anderen Stoffen) erlaubt.

Xylit im Alltag – wichtige Fragen und Tipps

Im Umgang mit Xylit im Alltag tauchen oft individuelle Fragen auf. Einige mögliche Themen und deren Antworten sind hier skizziert.*

1. *Wenn ich viel Karies an den Zähnen habe, genügt es dann, wenn ich zusätzlich zur normalen Ernährung regelmäßig Xylit dazu nehme?*

Wenn es darum geht, kranke Zähne zu heilen und die Zahnfäule zu stoppen, dann sollte man jeglichen Zucker meiden, also auch versteckte Zucker. Hierzu zählen Rohrzucker, Birnendicksaft, Traubenzucker oder Fruchtzucker. Einschränken sollte man auch den Genuss von Obst mit viel Zucker wie Bananen, Trauben oder Pfirsiche sowie den Konsum von Weißmehl (Weißbrot, Nudeln) oder Maisstärke, die den Bakterien als Stärke Nahrung bieten.

Die Nahrungsmittel-Industrie ist sehr erfinderisch dabei, kariogenen Zucker zu verstecken. Vielen Fertiggerichten ist Zucker als Geschmacksträger zugesetzt. Eine Currywurst enthält beispielsweise vier Stück Würfelzucker, eine Dose Pfirsiche

---

* Diese Fragen und Antworten (und weitere) zum Xylit-Gebrauch sind der informativen Website von Ulla Schmid unter *www.healingteethnaturally.com/xylit-zahnpflege-haeufig-gestellte-fragen-faq-1.html* im Original-Wortlaut entnommen.

zehn und eine Pizza mindestens sieben Würfel. Viel Zucker findet sich z.B. auch in Essiggurken, Ketchup und Chips. Achten Sie also immer auf die Angaben auf den Verpackungen. Nur die Aufschrift „Zuckerfrei" ist wirklich hilfreich, wenn es darum geht, ein Produkt ohne Zucker zu finden. Hier sind dann wirklich nicht mehr als 0,5 Prozent Zucker enthalten. Also auch nicht ganz ohne ...

2. Beeinflusst Xylit den Fruktosestoffwechsel?
Nein, Xylitol beeinflusst den Fruktosestoffwechsel nicht und ist auch bei hereditärer (erblich bedingter) Fruktoseintoleranz erlaubt.

3. Meine Zähne fühlen sich nach dem Xylit-Lutschen (Spülen) rauer bzw. stumpfer an. Woran kann das liegen?
Diese Erscheinung lässt sich gelegentlich beobachten, wenn man vorher bestimmte Lebensmittel wie Schokolade gegessen hat. Die wahrscheinliche Erklärung ist, dass Xylit hauchdünne (unsichtbare) bakterielle Beläge löst und zum Aufquellen bringt. Das kann helfen:

– Die rauen Beläge mit dem Finger wegrubbeln.
– Xylit ein weiteres Mal spülen. Diese Schichten sollten sich in wenigen Minuten auflösen, sodass die Zähne, wie immer nach Xylitgebrauch, wieder glatt sind.
– Warten, bis Speichel und Zunge die Zähne von selbst geglättet haben.
– Zähne nochmals mit Xylit oder Ähnlichem putzen.

4. Das Spülen und Zähneputzen mit Xylit zeigt bei mir bisher keinen Erfolg. Was kann ich tun?

Es gibt mehrere, nahezu „unfehlbare" Methoden, die zahnfreundliche Wirkung des Xylits zu verstärken:

- Längeres Putzen bzw. Spülen
- Erhöhung der Anwendungsfrequenz (also nicht nur zwei- oder dreimal täglich)
- Erhöhung der verwendeten Xylitolmenge
- Benutzung einer kleinen, harten Zahnbürste, mit der man Xylit plus Speichel über die Zähne putzt.

Wie Zahnarzt Dr. Bruhn schreibt, hat er an vielen Hunderten von Patienten bislang keinen Therapieversager mit Xylit erlebt, wenn obige Ratschläge konsequent befolgt wurden, z. B. zwei Wochen lang eine Dosis von dreimal täglich 5 Gramm Xylit führte grundsätzlich zu einer durchschlagenden Verbesserung der Mundverhältnisse. Anschließend wurde nur noch mit einer stark reduzierten Erhaltungsdosis fortgefahren, da die Bakterien, einmal auf diese Weise in die Schranken gewiesen, in der Folge mit weniger Xylit offensichtlich im Zaum gehalten werden können.

5. Meine Zunge brennt, wenn ich mit Xylit spüle. Was steckt dahinter?

Zungenempfindlichkeit kann verschiedene Ursachen haben, darunter Eisenmangel, Vitamin-B12- und B2-Mangel, Jodüberschuss, Glutenempfindlichkeit, massiver Pilzbefall usw. Eine Ursachenforschung, beispielsweise im Hinblick auf eventuelle Nährstoffmängel, wäre hier sicher anzuraten, da eine gesunde Zunge auf eine konzentrierte Zuckerlösung nicht überreagieren sollte. Bis die eigentliche Ursache gefunden und ausgeschaltet ist, kann man kleinere Mengen Xylit pro Anwendung nehmen und damit die Konzentration der Speichel-Xylit-Mischung auf ein tolerables Niveau zu senken.

6. *Meine empfindlichen Zahnhälse schmerzen beim Spülen mit Xylit. Wie gehe ich damit um?*

Wie Zahnarzt Dr. Bruhn schreibt, kennt er bei Zahnhalsempfind-lichkeiten „bisher kein besser wirkendes Mittel" als Xylitol, da dieser die Zahnhälse schneller und dauerhafter unempfindlich macht als jede andere ihm bekannte Behandlungsmethode. Zur Überwindung der zu Beginn möglicherweise entstehenden Schmerzen (auch aufgrund des natürlichen Kühleffekts von Xylitol), empfiehlt es sich, Xylit mit warmem Wasser gemischt einzunehmen bzw. mit geringeren Mengen pro Anwendung zu beginnen und die verwendete Dosis nur langsam und vorsichtig hochzufahren. Oder auch den Xylit sich im Mund vollständig auflösen zu lassen, bevor richtig gespült wird. Zahncremes, vor allem Raucherzahncremes, können zum Abrieb der Zahnober-fläche führen, deshalb sind diese mit Vorsicht zu benutzen. Bitte verwenden Sie eine weiche Zahnbürste und putzen Sie mit wenig Druck. Es kann auch sinnvoll sein, nur Xylit-Gel zur Zahn-reinigung zu verwenden.

7. *Ist es effektiver, Xylit zu lutschen oder sich damit die Zähne zu putzen?*

Wenn man den xylitgesättigten Speichel wie Zahnpasta zum Zähneputzen verwendet, verstärkt man den Zahnreinigungs-effekt von Xylit beträchtlich.

8. Wie kann ich mir die Zähne putzen, wenn mein Mund nach einem halben Teelöffel Xylit vor Speichel überläuft?

In diesem Fall sollte man die Xylitmenge beim Zähneputzen reduzieren, sofort mit dem Putzen beginnen, dabei aufrecht stehen und den Mund möglichst geschlossen halten. Benutzen Sie statt einer elektrischen Zahnbürste lieber eine normale Handzahnbürste.

Rezepte mit Xylit

Birkenzucker wird in der Küche genauso verwendet wie Haushaltszucker. Die Süßkraft verhält sich dabei fast 1:1 zu Haushaltszucker und hat keinerlei Bei- oder Nachgeschmack. Birkenzucker kann für die Zubereitung kalter und warmer Speisen und Getränke eingesetzt werden. Ohne eine Änderung der Rezepte kann Xylit zum Süßen von Kuchen, Torten, gekochten und gebackenen Gerichten, Desserts, Eis und Likören beitragen. Die Gerichte können auch ohne Weiteres eingefroren werden, Geschmack und Konsistenz bleiben gleich.

In größeren Mengen und in der Umgewöhnungsphase kann Xylit abführend wirken. Der tägliche Schwellenwert der abführenden Wirkung beträgt bei Erwachsenen 150 g und bei Kindern 40 g. Zur Vermeidung bietet sich eine Umgewöhnungsphase von vier bis fünf Wochen an, während der schrittweise von gewöhnlichem Zucker auf Birkenzucker umgestellt wird.

Bitte beachten Sie, dass sich Birkenzucker leider weder zum Karamellisieren noch zur Zubereitung von Hefeteig eignet! Das liegt daran, dass die Hefepilze im Teig das Xylit, genauso wie Kariesbakterien, nicht verstoffwechseln können und deshalb der Teig nicht aufgeht. (Es gibt auch Erfahrungsberichte, die besagen, dass die Zugabe von zwei Esslöffeln normalem Zucker unter Umständen ausreicht, um den Teig aufgehen zu lassen, das gilt es dann einfach auszuprobieren.)

Im Folgenden finden Sie einige leckere und erprobte Xylit-Rezepte einer befreundeten Hobbyköchin, Steffi Fuchß aus Haar bei München, die diese Anleitungen freundlicherweise zum Abdruck zur Verfügung gestellt hat.

Amaranth-Auflauf mit Kirschen

Zutaten:

250 g Amaranth
625 ml Milch
1 Päckchen Vanillezucker
400 g Sauerkirschen (1 Glas)
4 EL Kokosraspel
120 g Xylit
250 g Magerquark
1 TL Zimtpulver
1 Prise Salz

So geht's:

Den Amaranth in einem Sieb waschen und abtropfen lassen. Milch mit Vanillezucker aufkochen. Amaranth einstreuen und

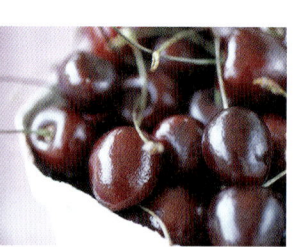

zugedeckt bei kleiner Hitze etwa 45 Minuten ausquellen lassen. Dabei öfter umrühren. Inzwischen die Kirschen abtropfen lassen, mit 2 EL Kokosraspeln mischen. Eine Auflaufform (etwa 25 cm Durchmesser) einfetten und mit Kokosraspeln ausstreuen. Den Backofen auf 200 Grad vorheizen. Eier trennen, Eigelbe mit 100 g Xylit cremig schlagen, Quark und Zimtpulver unterrühren. Den Amaranth nach und nach untermischen. Eiweiße mit dem Salz steif schlagen. Eischnee unter die Amaranth-Quark-Masse ziehen. Die Masse in die Auflaufform geben und glatt streichen. Die Kirschen hineindrücken. Im Ofen (untere Schiene, Umluft 180 °C) in 30 bis 40 Minuten goldbraun backen. Nach etwa 20 Minuten. Backzeit mit dem restlichen Xylit und den restlichen Kokosraspeln bestreuen. Nach Belieben mit Puderzucker bestäubt servieren.

Weihnachtstiramisu mit Kirschen
Zutaten:
>   500 g Quark
>   500 ml Sahne
>   100 g Xylit
>   1 Glas Kirschen
>   1 TL Lebkuchengewürz
>   2 EL Kirschwasser
>   600 g Spekulatius
>   150 g Schokoraspeln

So geht's:
Kirschen abtropfen lassen. Spekulatius grob zerbröseln. Quark und Xylit, Lebkuchengewürz und Kirschwasser glatt rühren. Sahne steif schlagen und unterheben. Den Boden einer großen Schüssel mit etwas zerbröselten Spekulatius bedecken, dann eine Schicht Creme draufgeben und einige Kirschen. Wieder Brösel darauf streuen, dann Creme und wieder Kirschen usw. Zum Schluss bilden Kirschen die letzte Schicht. Mit Schokoraspel bestreuen.

Der allerbeste Schokokuchen

Zutaten:

    200 g Butter
    200 g Schokolade, mind. 70 % Kakao
    4 Eier
    200 g Mandeln, gemahlen
    200 g Xylit
    1 Päckchen Vanillezucker
    1 Prise Salz
    1/2 Päckchen Backpulver
    Puderzucker zum Verzieren

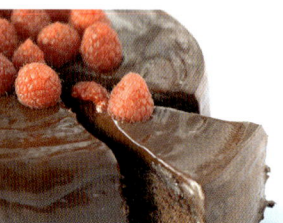

So geht's:
Butter mit der Schokolade schmelzen. Alle anderen Zutaten mischen und in eine Backform oder Springform geben. Bei etwa 160 °C für 40 Minuten backen. Mit Puderzucker bestäubt servieren.

Walnuss-Plätzchen

Zutaten:

    200 g Butter
    150 g Xylit
    1/2 TL Salz
    1/2 TL Zimtpulver
    je 1 Prise gemahlene Nelken und Kardamom
    160 g Mehl
    1/2 TL Natron
    100 g gemahlene Walnüsse
    etwas Milch
    80 g Walnusshälften

So geht's:
Backofen auf 180 °C vorheizen. Kalte Butter, Zucker, Salz und Gewürze mit dem Handrührgerät schaumig rühren. Mehl mit Natron mischen und zusammen mit den gemahlenen Walnüssen unter die Buttercreme heben. Sollte der Teig zu trocken sein, etwas Milch zugeben. Den Teig mit einem Esslöffel portionsweise auf ein mit Backpapier ausgelegtes Blech setzen, flach drücken, Nusshälften daraufsetzen und etwa 10 Minuten backen.

Buttermilch-Mousse

Zutaten:
    500 ml Buttermilch
    80 g Xylit
    Saft von 2 bis 3 Limetten oder Zitronen
    375 ml Sahne
    4 Blatt Gelatine (ersatzweise Agar Agar)

So geht's:
Zuerst die Sahne steif schlagen. Limetten auspressen, den Saft mit Zucker und Buttermilch gut verrühren. Die Gelatine in einer Schüssel mit kaltem Wasser ein paar Minuten einweichen. Bei kleiner Flamme nun die abgetropfte Gelatine in einem Topf auflösen, bis sie flüssig ist (evtl. noch 1 EL Wasser dazugeben). In die flüssige Gelatine nun 1/4 der Buttermilchmasse einrühren (zum Angleichen der verschiedenen Flüssigkeiten). Nun das Ganze in die restliche Buttermilch einrühren. Zum Schluss die geschlagene Sahne unterheben. In eine Schüssel füllen und etwa 4 Stunden kalt stellen.

Rote Grütze (passt sehr gut zur Buttermilch-Mousse)

Ein klassisches Rezept für Rote Grütze, die besonders intensiv nach Frucht schmeckt.

Zutaten:

375 g rote oder gemischte Johannisbeeren
125 g Himbeeren
1/2 l Wasser
65 g Speisestärke
200–250 g Xylit
1 Prise Zimt (nach Geschmack)
500 g frische oder gefrorene Früchte (z. B. Erdbeeren, Himbeeren, Johannisbeeren, Zwetschgen, Brombeeren, Stachelbeeren, Aprikosen, Pfirsiche)

So geht's:

Johannisbeeren, Himbeeren und 1/2 Liter Wasser in einem Topf aufkochen. Durch ein Sieb streichen, damit die Kerne zurückbleiben. Das Fruchtmark mit Wasser auf 1 Liter ergänzen, wieder

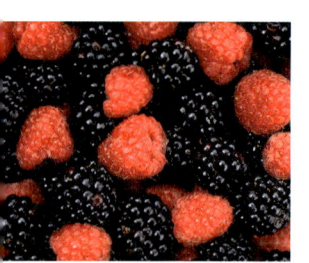

aufkochen und mit der kalt angerührten Speisestärke binden. Mit Xylit nach Geschmack süßen. Erst zum Schluss die 500 g frischen Früchte dazugeben. Dann sofort vom Herd nehmen und in einer Schüssel erkalten lassen. Mit flüssiger Sahne, Buttermilchmousse oder Vanilleeis servieren.

Die folgenden drei Rezepte stammen von der Lebensmitteltechnologin Ilona Dummer aus Berlin, die sie auf ihrer Website *www.zuckerersatz.de* veröffentlicht hat.

Biskuittortenboden mit Xylit – ohne Zucker und ohne Fett

Zutaten:
- 3 Eier
- 100 g Mehl
- 100 g Xylit
- 4–5 Esslöffel heißes Wasser
- 1 TL Backpulver

So geht's:
Von zwei Eiern Eigelb und Eiweiß trennen, Eiweiß in ein gesondertes Gefäß geben und steif schlagen, Eigelb und das eine ganze Ei mit Xylit in eine Schüssel geben und mittels Mixer schaumig schlagen, Mehl und Backpulver dazugeben und verrühren, danach das heiße Wasser dazugeben und ebenfalls gut verrühren. Zum Schluss das steif geschlagene Eiweiß unterheben und alles in eine gefettete Tortenbodenform geben. Backofen auf 180 °C vorheizen und etwa 10–15 Minuten mit Umluft backen. Wenn der Boden goldgelb aussieht, ist er fertig, das geht ziemlich schnell.

Falls Sie mit der Verwendung von Xylit erst beginnen, essen Sie nicht gleich zu viel Kuchen. Man muss sich an Xylit erst langsam gewöhnen.

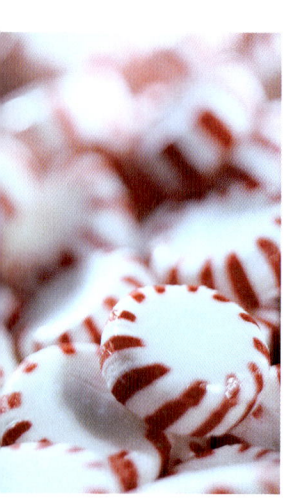

Xylit-Bonbons

Rezept für alle, die gerne mit Xylit-Bonbons experimentieren möchten und die Bonbons selbst herstellen wollen.

100 Gramm Xylit bei 120 °C erhitzen, bis der Birkenzucker vollkommen flüssig ist, von der Herdplatte nehmen und ein wenig abkühlen lassen. Wer säuerliche Bonbons mag, gibt etwas Vitamin C dazu. Wer Xylit-Bonbons mit anderem Geschmack bevorzugt, kann einige Tropfen Aroma dazugeben. Die Bonbonmasse dann in eine Silikonform füllen und die Bonbons trocknen lassen, bis sie fest sind.

Wer Xylit-Bonbons gewerblich produzieren und verkaufen will, braucht eine Zulassung vom Lebensmittelaufsichtsamt. Die hygienischen Auflagen für einen Lebensmittelbetrieb müssen erfüllt werden.

Eierkuchen

Zutaten (für 4 Personen):

    125 g Mehl
    200 ml Schlagsahne
    50 ml Mineralwasser medium
    4 Eier
    1 TL Xylit
    Butterschmalz
    1 Prise Salz

So geht's:

Mehl, Sahne, Wasser, Eier und eine Prise Salz in einen hohen Becher geben und mit einem Pürierstab glatt verrühren. Butterschmalz in einer flachen Pfanne schmelzen. Mit einer kleinen Kelle oder mit einem Löffel den Teig in die Pfanne geben und die Pfanne schwenken, sodass sich der Teig gleichmäßig dünn verteilt. Den Teig goldgelb backen, dann wenden und auf der zweiten Seite ebenfalls goldgelb backen. Statt Schlagsahne und Mineralwasser können auch 250 ml Milch verwendet werden. Mit Schlagsahne werden die Eierkuchen aber besonders lecker.

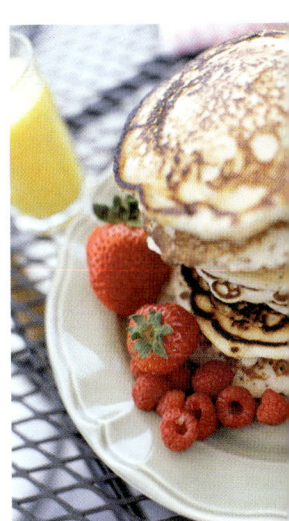

Literatur

Brandt, Dorothea und Hendrickson, Lars Dr.: *Zahngesund – Wie Sie ohne Zahnarzt gesund bleiben*, Norderstedt: BOD, 2010

D'Adamo, Dr. Peter J.: 4 Blutgruppen – 4 Strategien für ein gesundes Leben, München: Piper 1998, S. 260 ff.

Iatroudakis, Michael: *Xylit – das süße Wundermittel*, Norderstedt: BOD, 2011

Mäkinen, Prof. em. Kauko K.: *Der Einsatz von Xylit in der Kariesprophylaxe*, Heidelberg: pdv Praxisverlag, 2003

Mäkinen, Prof. em. Kauko K., Alonzo H. Jones and John Peldyak: *Xylitol – An Amazing Discovery for Health*, USA: Woodland Publishing, 2007

Peter, Kristina: „Xylit: Das süße Wunder", in: *Michael Kents Depesche für Zustandsverbesserer, Mehr wissen, besser leben*, Kirchheim: Sabine Hinz Verlag, 2008

Söderling, Dr. Eva: „Xylitol – für aktive Plaque- und Kariesprophylaxe", in: *ZWP*, 1+2/2003

Strübig, Prof. Dr. Wolfgang: „Xylit und Kaugummi – eine ideale kariespräventive Kombination?", in: *Dentalhygiene Journal der OEMUS MEDIA AG*, Leipzig 2005

Wright, Jonathan V.: *Shocking New Sugar Cane Cures*, Baltimore 2002

Weitere Informationen aus dem Internet

www.xylit-xylitol.de

www.xylitol-info.de

www.zentrum-der-gesundheit.de

www.apothekestockdorf.de (Informationen zu Dr. Ulrich Bruhn)

www.stevia-trade.de

www.xucker.de

www.gesundheitsmanufaktur.de/shop

www.healingteethnaturally.com/xylit-zahnpflege-haeufig-gestellte-fragen-faq-4.html

www.aerzteblatt.de/archiv/52159 (Zuschrift von Dr. Ulrich Bruhn)

www.popxylit.com/xylit_html_de/POPxylit.html

www.transgen.de/datenbank/zusatzstoffe/293.xylit_e_967.html

www.gesundheit-zahlen-daten-fakten.blogspot.de

www.zuckerinfo.de

Über die Autorin

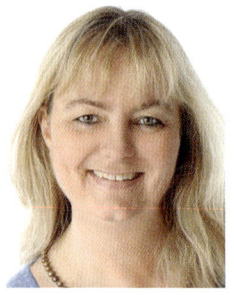 Bettina-Nicola Lindner hat Kommunikationswissenschaften und Psychologie studiert und eine Ausbildung zur Redakteurin bei der Würzburger *Main Post* absolviert. Seit mehr als 20 Jahren arbeitet sie als Journalistin und Autorin, seit 15 Jahren vorwiegend im Gesundheitsbereich. Ihre Themenschwerpunkte sind Naturheilkunde, Prävention, ganzheitliches und spirituelles Heilen.

Sie war sowohl Medizin-Redakteurin bei diversen großen Publikumszeitschriften als auch Chefredakteurin der Gesundheitszeitschriften *Heilpraxis Magazin* (D) und *natürlich GESUND* (Schweiz).

Die Gesundheitsjournalistin und angehende Heilpraktikerin für Psychotherapie hat sich viele Jahre in ganzheitlichen Therapien fortgebildet und wohnt in der Nähe von Freiburg im Breisgau. Sie ist Autorin zahlreicher Artikel und mehrerer Sachbücher über natürliche Gesundheit.

Dr. Andrea Flemmer:

Echt süß!

Gesunde Zuckeralternativen im Vergleich

Leseprobe: www.vakverlag.de

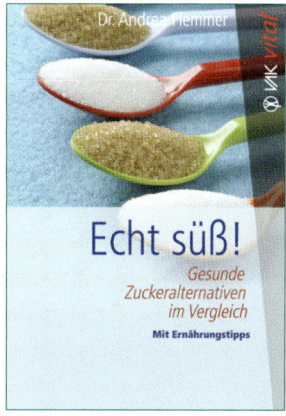

Alternativen zum Zucker sind heute gefragter denn je: Immer mehr Menschen leiden an Diabetes oder Übergewicht und müssen auf ihren Zuckerstoffwechsel achten. Andere wollen einfach der Gesundheit zuliebe Haushaltszucker vermeiden. Allen gemeinsam ist jedoch: Sie suchen nach natürlichen und gesunden Süßungsmitteln. Dieses Buch gibt einen umfassenden Überblick über gesunde Zuckeralternativen und ihre Wirkungen auf den Stoffwechsel: Es beschreibt Vorteile und Anwendung der natürlichen, eindeutig positiven Zuckerersatzstoffe (im Vergleich *zu vermeintlich* gesunden Substanzen und Süßstoffen) und gibt Hinweise auf Bezugsquellen. Ein unentbehrlicher Ratgeber für alle, die Zucker meiden und sich trotzdem das Leben versüßen möchten.

112 Seiten, 25 Abbildungen, vierfarbig, Paperback (15 x 21,5 cm)
ISBN 978-3-86731-090-1

Dr. Josef Pies:

Immun mit kolloidalem Silber

Wirkung, Anwendung, Erfahrungen

Leseprobe: www.vakverlag.de

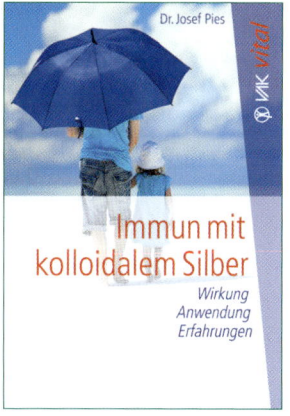

Bis zum Beginn des 20. Jahrhunderts hatte kolloidales (besonders fein verteiltes) Silber eine große Bedeutung in der Medizin, denn bei Infektionen war und ist es eine echte Alternative zu Antibiotika. Nicht umsonst wird es auch als „Krankenhaus fürs Reisegepäck" und als „zweites Immunsystem" bezeichnet.
Dieser Ratgeber zeigt Wirkungen und Anwendungsmöglichkeiten des universellen Heilmittels auf. Mit zahlreichen Erfahrungsberichten und einem Extrateil zu häufig gestellten Fragen.
Aktualisierte und um 40 Seiten erweiterte Neuausgabe.

128 Seiten, 20 Abbildungen, vierfarbig, Paperback (15 x 21,5 cm)
Reihe VAK VITAL: ISBN 978-3-86731-117-5

Dr. Volker Spitzer, Nicole Spitzer:

Super-Vitamin D

Rundumschutz vor den Krankheiten unserer Zeit

Leseprobe: www.vakverlag.de

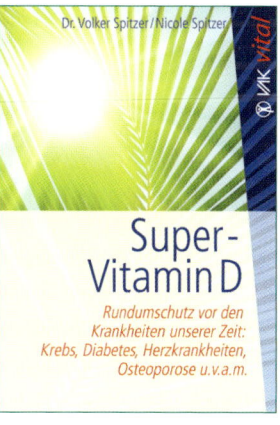

Bislang wurde Vitamin D hauptsächlich verabreicht, um Kinder vor Rachitis und Erwachsene vor Osteoporose zu schützen. Aktuelle Studien belegen jedoch, dass Vitamin D nicht nur Krankheiten vorbeugt, z. B. Krebs, Herzinfarkt und Diabetes, sondern diese auch heilen kann. Doch unsere Versorgung mit Vitamin D ist Besorgnis erregend: Mehr als die Hälfte aller Deutschen hat einen Vitamin-D-Mangel; bei den über 65-Jährigen sind es sogar 75 %. Dieser Rat-geber liefert Ihnen praktische Strategien für eine gesundheitsfördernde Vitamin-D-Versorgung.

128 Seiten, 15 Fotos, Paperback (15 x 21,5 cm)
ISBN 978-3-86731-053-6

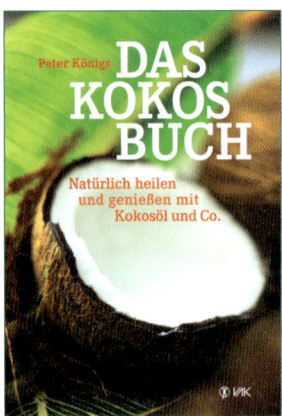

Peter Königs:

Das Kokosbuch

Natürlich heilen und genießen mit Kokosöl und Co.

Leseprobe: www.vakverlag.de

Kokosöl und Co. – wie Mehl, Milch, Flocken und Wasser aus der Kokosnuss – schmecken ausgesprochen gut und sind gesundheitsfördernd, immunstärkend und erleichtern das Abnehmen.

Der umfassende Ratgeber des erfahrenen Autors berücksichtigt aktuelle wissenschaftliche Studien, enthält alles Wissenswerte zum Thema Fettsäuren und erläutert verständlich, auf welche Gesundheitsprobleme Kokosöl sich positiv auswirkt. Mit vielen Rezepten, praktischen Tipps und einem Extrakapitel über die Ernährungsbehandlung bei Alzheimer.

176 Seiten, 67 Abbildungen, Paperback (16 x 22,5 cm)
ISBN 978-3-86731-127-4

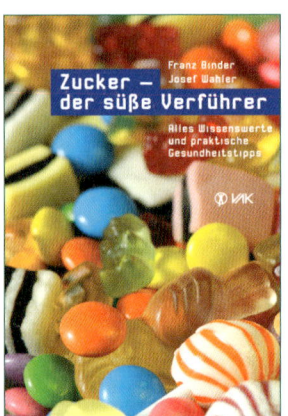

Franz Binder, Josef Wahler:

Zucker – der süße Verführer

Alles Wissenswerte und praktische Gesundheitstipps

Leseprobe: www.vakverlag.de

Rund 45 Kilo raffinierten Zucker jährlich nimmt der deutsche Durchschnittsverbraucher zu sich – eine süße, aber höchst ungesunde Lebensweise. Zucker macht nicht nur dick, sondern bedroht auch die Gesundheit.

Dieser Gesundheitsratgeber hilft, den Zuckerkonsum ohne Verzichtgefühle zu reduzieren: Das praktische Anti-Zucker-Programm zeigt, wie man in nur sieben Schritten lernen kann, mit weniger oder sogar ganz ohne Zucker auszukommen. Mit umfassenden Informationen auf Basis neuester ernährungswissenschaftlicher Erkenntnisse und zahlreichen Tabellen, die den versteckten Zuckergehalt angeben.

176 Seiten, zahlreiche Tabellen, Paperback (13 x 20,5 cm)
ISBN 978-3-935767-37-8

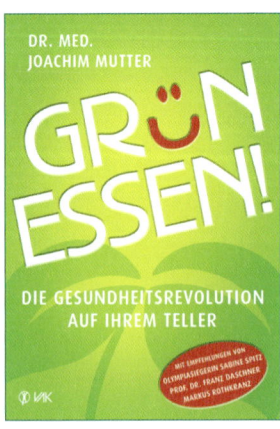

Dr. med. Joachim Mutter:

Grün essen!

Die Gesundheitsrevolution auf Ihrem Teller

Leseprobe: www.vakverlag.de

Dr. Joachim Mutter räumt mit gängigen Ernährungsempfehlungen und Diätansätzen auf und erklärt allgemein verständlich, welche gesundheitsschädigenden Vorgänge bei einer konventionellen Ernährungsweise in unserem Körper ablaufen. Dr. Mutter, der sich selbst durch konsequente Nahrungsumstellung von einer schweren Erkrankung geheilt hat, weiß, wie wir uns fit und gesund essen können: mit einer **vitalstoffreichen, rohkostbetonten Ernährung**.

Der Ratgeber liefert neue Impulse für Gesunde und Kranke, für Ärzte und Heilpraktiker, für Ernährungsberater und Sportler, ... kurz: für alle, die voller Energie und Vitalität sein wollen und ihre Gesundheit selbst in die Hand nehmen möchten.

176 Seiten, 35 Fotos, Paperback (16,5 x 22,5 cm)
ISBN 978-3-86731-098-7

Bestellen Sie unsere kostenlosen Kataloge unter: www.vakverlag.de